Mohammad Yarani

A Obesidade

Mohammad Yarani

A Obesidade

ScienciaScripts

Imprint

Cover image: www.ingimage.com

This book is a translation from the original published under ISBN 978-3-639-70621-5.

Publisher:
Sciencia Scripts
is a trademark of
Dodo Books Indian Ocean Ltd. and OmniScriptum S.R.L publishing group

120 High Road, East Finchley, London, N2 9ED, United Kingdom
Str. Armeneasca 28/1, office 1, Chisinau MD-2012, Republic of Moldova, Europe
Managing Directors: Ieva Konstantinova, Victoria Ursu
info@omniscriptum.com

Printed at: see last page
ISBN: 978-620-8-56270-0

A Obesidade

Por

Dr. Mohammad Yarani

Cirurgião Metabólico e Bariátrico, Membro da Sociedade Americana de Cirurgia Metabólica e Bariátrica (ASMBS), Membro da Sociedade de Cirurgia Laparoscópica e Robótica (SLS)

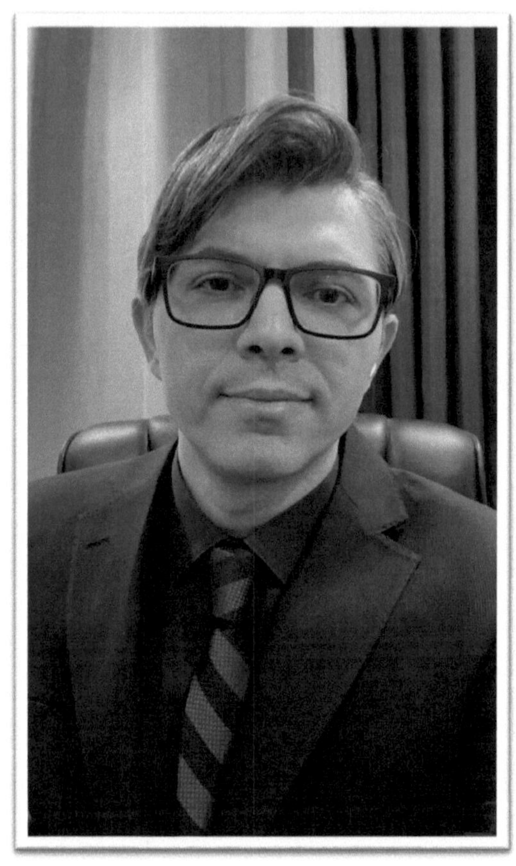

Dr. Mohammad Yarani

Cirurgião Metabólico e Bariátrico, Membro da Sociedade Americana de Cirurgia Metabólica e Bariátrica (ASMBS), Membro da Sociedade de Cirurgia Laparoscópica e Robótica (SLS).

Conteúdo

Capítulo I

A obesidade e os seus problemas

Introdução

A obesidade é uma das principais preocupações da vida de muitas pessoas. A alteração do estilo de vida e dos hábitos alimentares ou talvez o elevado volume de trabalho faz com que as pessoas não controlem bem o seu peso, mas qual é a causa da obesidade?

É sempre assim tão simples e é possível livrar-se da obesidade mudando o seu estilo de vida ou melhorando a sua dieta? A obesidade não é apenas uma questão de beleza, mas também um problema médico que aumenta o risco de outras doenças, como as doenças cardíacas, a diabetes, a hipertensão arterial e alguns cancros, pelo que as pessoas obesas devem estar sob a supervisão de um nutricionista. A obesidade é uma doença metabólica crónica caracterizada por um aumento do índice de massa corporal (IMC) acima do normal.

Esta condição pode ser o resultado de uma interação complexa entre factores genéticos, ambientais, comportamentais e psicológicos. A obesidade não só aumenta o risco de doenças cardíacas, diabetes tipo 2, hipertensão arterial e alguns tipos de cancro, como também tem efeitos negativos na qualidade de vida, na saúde mental e no funcionamento diário de uma pessoa. O tratamento e a prevenção da obesidade requerem uma abordagem multifacetada, incluindo alterações na dieta, aumento da atividade física, aconselhamento psicológico e, em alguns casos, intervenções médicas ou cirúrgicas.

A obesidade é uma doença complexa, ou seja, a presença de uma quantidade excessiva de gordura no corpo. O índice de massa corporal (IMC) é uma medida que mede o peso e a altura de uma pessoa para medir o tamanho do corpo. De acordo com os Centros de Controlo e Prevenção de Doenças (CDC), em adultos, um IMC igual ou superior a 30,0 é definido como obesidade, mas o IMC não é tudo, tem limitações como medida.

De acordo com o CDC: Factores como a idade, o sexo, a etnia e a massa muscular podem afetar a relação entre o IMC e a gordura corporal. O IMC também não distingue entre excesso de gordura, músculo ou massa óssea e não fornece qualquer indicação da distribuição de gordura nos indivíduos. Apesar destas limitações, o IMC continua a ser utilizado como forma de medir o tamanho do corpo. Assim, em geral, se o seu IMC for superior a um determinado valor, é provável que seja uma pessoa obesa. A obesidade é geralmente causada por uma combinação de factores genéticos, juntamente com o ambiente e as escolhas pessoais de dieta e exercício. Por conseguinte, é melhor saber primeiro a causa da sua obesidade e, em seguida, adotar o tratamento adequado.

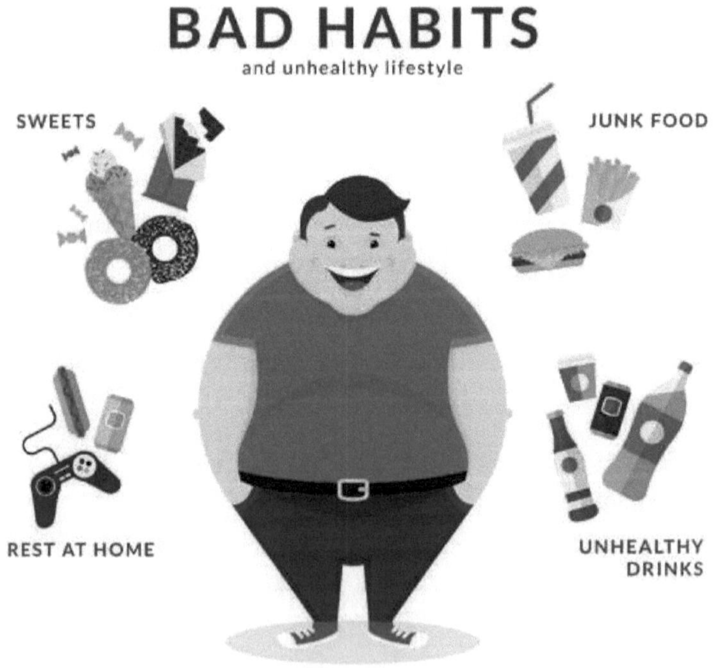

BAD HABITS
and unhealthy lifestyle
SWEETS
JUNK FOOD
REST AT HOME
UNHEALTHY DRINKS

Figura 1. Porque é que a obesidade é um problema de saúde?

Quais são os sintomas da obesidade?

Um aumento da quantidade de gordura no corpo é um sinal de obesidade. O sinal mais importante a procurar é o número do índice de massa corporal. Se dividir o peso (quilogramas) pela altura (metros) à potência de 2 e obtiver um número superior a 30, é obeso. O IMC fornece uma boa estimativa da gordura corporal. No entanto, o IMC não mede diretamente a gordura corporal. Por isso, algumas pessoas, como os atletas musculados, podem ter um IMC elevado, apesar de não terem excesso de gordura corporal.

Quais são as causas da obesidade nas diferentes pessoas?

As pessoas com obesidade podem consumir mais calorias antes de se sentirem saciadas, sentirem fome mais cedo ou comerem mais devido ao stress ou à ansiedade e desenvolverem obesidade nervosa, mas a obesidade não se limita a isto e às causas da obesidade Depende de diferentes factores, mas a razão mais simples para a obesidade é a falta de movimento em termos de ingestão de calorias. Ou seja, se a quantidade de calorias que queima for inferior à quantidade de calorias que ingere, o seu corpo irá armazenar as calorias extra como gordura e irá engordar. De seguida, preste mais atenção às causas da obesidade e às suas causas:

- ❖ **Estilo de vida incorreto:** Na maioria dos casos, a causa da obesidade deve-se a um estilo de vida inadequado, e o controlo do peso pode ser recuperado através da alteração do estilo de vida e dos hábitos diários. Algumas das coisas que são eficazes na obesidade são: dieta pouco saudável. Dieta hipercalórica. Falta de frutas e legumes. O consumo de muita comida rápida e de bebidas e refrigerantes altamente calóricos contribui para o aumento de peso. Algumas pessoas têm vícios alimentares, para além de consumirem alimentos pouco saudáveis.

- **Calorias líquidas:** As pessoas podem consumir muitas calorias sem se sentirem saciadas, especialmente as calorias do álcool. Outras bebidas com elevado teor calórico, como os refrigerantes açucarados, podem contribuir para um aumento de peso significativo.
- **Inatividade:** Se tiver um estilo de vida sedentário, receberá diariamente mais calorias do que aquelas que queima ao fazer exercício e ao realizar as tarefas diárias. Olhar para o ecrã do computador, tablet e telemóvel é uma atividade sedentária. O número de horas que passa em frente ao ecrã do monitor tem muito a ver com o aumento de peso.
- **Doenças e medicamentos especiais:** Por vezes, a obesidade das pessoas deve-se à existência de uma doença ou perturbação. Por exemplo, a síndrome de Pradervili, a síndrome de Cushing, etc. Problemas médicos como a artrite também podem causar uma diminuição da atividade e, eventualmente, levar ao aumento de peso. As bactérias intestinais também são afectadas pelo que se come e podem contribuir para o aumento ou a perda de peso. A toma de alguns medicamentos também pode levar ao aumento de peso. Estes medicamentos incluem alguns antidepressivos, anticonvulsivos, medicamentos para a diabetes, antipsicóticos, esteróides e bloqueadores. Nesta situação, deve controlar o seu peso com uma atividade regular.
- **Questões sociais e económicas:** É difícil evitar a obesidade e os factores sociais e económicos têm um grande impacto sobre ela. Se

não tivermos áreas seguras para caminhar ou fazer exercício, ou se não estivermos familiarizados com métodos de cozinha saudáveis, engordaremos. É também inevitável que nem todas as pessoas tenham acesso a alimentos saudáveis e que o consumo de alimentos não saudáveis contribua muito para a obesidade. Além disso, conviver com pessoas obesas também pode afetar o seu excesso de peso.

- **Obesidade devido ao envelhecimento:** É de salientar que a obesidade infantil pode ocorrer em qualquer idade, mas com a idade, as alterações hormonais e o estilo de vida com menos atividade aumentam o risco de obesidade. Além disso, à medida que envelhece, a quantidade de músculo no seu corpo diminui. Em geral, a baixa massa muscular leva a uma diminuição do metabolismo. Estas alterações também reduzem a quantidade de calorias necessárias e dificultam a prevenção do excesso de peso. Se não controlar conscientemente o que compra e não se tornar mais ativo fisicamente à medida que envelhece, é provável que ganhe peso.
- **Parto e gravidez:** O aumento de peso durante a gravidez é um problema comum, mas o controlo do peso após o parto é uma questão complexa e, por vezes, difícil, que requer os conhecimentos de um médico. Se prestar a devida atenção à atividade diária e à ingestão de calorias após o parto, estará a salvo de engordar.
- **Deixar de fumar:** A cessação do tabagismo está frequentemente associada ao aumento de peso. Nalgumas pessoas, a obesidade pode levar ao aumento de peso depois de deixarem de fumar. As pessoas recorrem a outras coisas para deixar de fumar. Por exemplo, comer é a principal alternativa para deixar de fumar, o que o fará ganhar peso. É claro que os benefícios de deixar de fumar são tão elevados

que não precisa de se preocupar com um possível aumento de peso depois.

- **Falta de sono:** Dormir pouco ou demasiado pode causar alterações nas hormonas que aumentam o apetite. Quando se está acordado durante muitas horas durante o dia, a quantidade de calorias que se consome também é maior. Pode também desejar alimentos ricos em calorias e hidratos de carbono, o que pode contribuir para o aumento de peso.
- **Elevada pressão no trabalho:** Muitos factores externos que afectam o seu humor e a sua saúde podem ser eficazes na obesidade. Normalmente, as pessoas procuram mais alimentos altamente calóricos quando passam por situações de stress. Por isso, se estiver num período stressante da sua vida, deve ter mais cuidado com os seus hábitos alimentares. Mesmo que tenha um ou mais destes factores de risco, isso não significa que esteja destinado a ser obeso. É possível neutralizar a maioria dos factores de risco através da alimentação, da atividade física, do exercício e da mudança de comportamento.

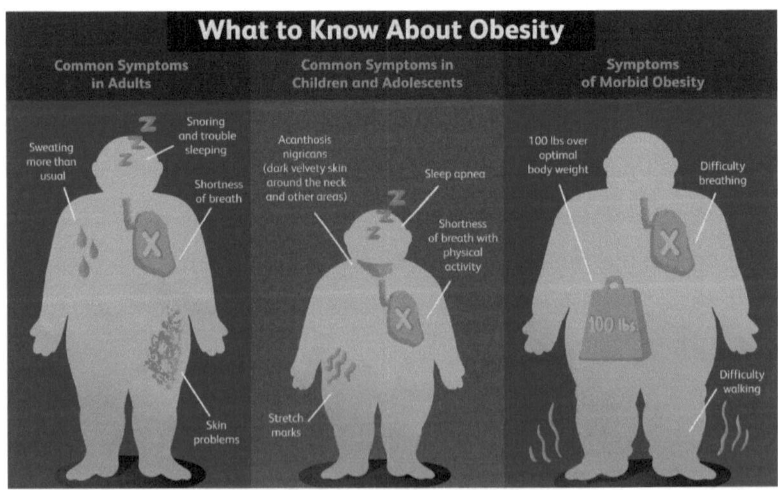

Figura 2. Sintomas de Obesidade em Adultos e Crianças

Quais são os efeitos secundários da obesidade?

A obesidade é controlável na maioria dos casos e pode perder peso com uma dieta adequada e exercício físico, mas se for obeso, pode sofrer de complicações da obesidade e enfrentar os seguintes problemas:

- **Doenças do coração e do cérebro:** A obesidade provoca hipertensão arterial e níveis anormais de colesterol, que são factores de risco para doenças do coração e do cérebro, como o ataque cardíaco.
- **Diabetes tipo 2:** A obesidade pode afetar a forma como o corpo utiliza a insulina para controlar os níveis de açúcar no sangue. A relação entre a obesidade e a diabetes tipo 2 torna-se perigosa quando aumenta o risco de resistência à insulina e diabetes.
- **Cancros específicos:** A obesidade pode aumentar o risco de cancro do útero, do colo do útero, do endométrio, do ovário, da mama, do cólon, do reto, do esófago, do fígado, da vesícula biliar, do pâncreas, do rim e da próstata.
- **Problemas digestivos:** a obesidade aumenta a possibilidade de azia, doenças da vesícula biliar e problemas de fígado.
- **Problemas femininos e de género:** a obesidade pode causar infertilidade e períodos irregulares nas mulheres e disfunção erétil nos homens.
- **Apneia do sono (interrupção da respiração durante o sono):** As pessoas com obesidade são mais susceptíveis de sofrer de apneia do sono. Uma doença potencialmente grave em que a respiração pára repetidamente e depois recomeça durante o sono.

- **Artrite:** Para além de reforçar a inflamação no corpo, a obesidade também aumenta a pressão sobre as articulações. Estes factores podem levar a complicações como a artrite.

A obesidade pode provocar efeitos secundários graves, como doenças cardíacas, diabetes de tipo 2, problemas nas articulações e um risco acrescido de determinados cancros. A celulite é um dos problemas de pele causados pela obesidade nas coxas, pernas e ancas.

O efeito da obesidade na qualidade de vida

A obesidade pode reduzir a sua qualidade de vida global. Pode não ser capaz de fazer as coisas que costumava fazer com a mesma qualidade de antes. Pode evitar viajar em locais públicos. As pessoas gordas podem mesmo ser objeto de discriminação. Outros problemas relacionados com o peso que podem afetar a sua qualidade de vida incluem

- ✓ Depressão.
- ✓ Baixa auto-confiança.
- ✓ Deficiência.
- ✓ Problemas sexuais.
- ✓ Vergonha e culpa.
- ✓ Isolamento social.
- ✓ Baixo rendimento no trabalho e noutras actividades.

A obesidade pode reduzir significativamente a qualidade de vida e causar problemas físicos, psicológicos e sociais. Estes problemas incluem doenças crónicas como a diabetes e a hipertensão arterial, diminuição da confiança em si próprio e limitações nas actividades diárias, o que pode levar a uma diminuição do bem-estar e da satisfação global com a vida.

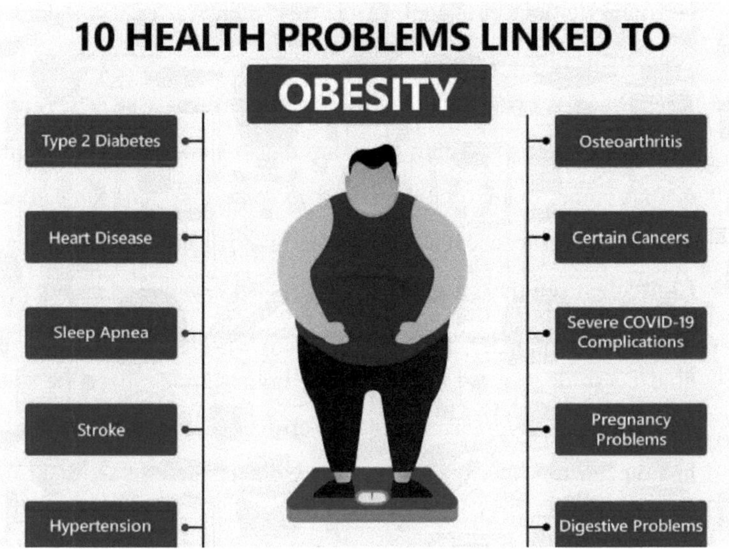

Figura 3. Dez Riscos para a saúde associados ao excesso de peso

Formas de prevenir a obesidade

Se for obeso, ou mesmo se não tiver excesso de peso, pode tomar medidas para evitar um aumento de peso pouco saudável e os problemas de saúde associados. Com exercício diário, uma dieta saudável e um compromisso a longo prazo de estar atento ao que come e bebe, conseguirá perder peso. Sugerimos que preste atenção às seguintes estratégias para prevenir a obesidade e manter o equilíbrio corporal:

- **Praticar exercício físico regularmente:** Para evitar o aumento de peso, deve praticar 150 a 300 minutos de atividade física de intensidade moderada por semana. A atividade física moderada inclui caminhadas rápidas e natação.
- **Siga um plano de alimentação saudável:** Concentre-se em alimentos com poucas calorias e ricos em nutrientes, como frutas, legumes e cereais integrais. Evite gorduras saturadas e limite o

consumo de doces e álcool. Coma três refeições regulares por dia com lanches limitados.

- **Reconheça e evite as armadilhas alimentares que o levam a comer em excesso:** Tente fazer um diário e escreva o que come, quanto come, quando come, como se sente e se tem fome. Pode planear com antecedência e controlar os seus hábitos alimentares.
- **Controle o seu peso regularmente:** As pessoas que se pesam pelo menos uma vez por semana são mais bem sucedidas na eliminação do excesso de peso. A monitorização do peso pode dizer-lhe se os seus esforços são eficazes ou não. Verificar o seu peso pode ajudá-lo a detetar um ligeiro aumento de peso antes de este se tornar um grande problema.
- **Seja persistente:** Cumprir um programa de peso adequado durante a semana, aos fins-de-semana e entre férias aumentará ao máximo as hipóteses de sucesso a longo prazo.

Para prevenir todos os tipos de obesidade, é necessário seguir uma dieta equilibrada e hipocalórica, juntamente com o consumo de nutrientes e o aumento da atividade física regular. Além disso, a gestão do stress e um sono adequado desempenham um papel importante na prevenção da obesidade.

Formas de diagnosticar a obesidade

Para diagnosticar a obesidade, o médico efectua normalmente um exame físico e recomenda alguns testes. Estes testes geralmente incluem o seguinte:

1- Revisão dos registos médicos: o médico pode analisar o seu historial de peso, os seus esforços para perder peso, a atividade física e os hábitos desportivos, o padrão alimentar e o controlo do apetite, outras doenças que tenha tido, medicamentos, nível de stress e outros aspectos relacionados com a sua saúde.

2- Exame físico geral: Este trabalho inclui a medição da altura, a verificação dos sinais vitais como a frequência cardíaca, a tensão arterial e a temperatura, a auscultação do som do coração e dos pulmões e o exame do abdómen, sendo eficaz no diagnóstico final.

3- Cálculo do IMC: O médico verifica o seu índice de massa corporal (IMC). Um IMC de 30 ou superior é considerado obeso. O seu IMC deve ser verificado pelo menos uma vez por ano. Porque pode ajudar a determinar os riscos globais para a saúde e os tratamentos adequados.

4- Medição da cintura: A gordura armazenada à volta da cintura, por vezes chamada gordura visceral ou gordura da barriga, pode aumentar o risco de doenças cardíacas e diabetes. Se a cintura das mulheres tiver mais de 89 cm e a dos homens mais de 102 cm, estes podem correr mais riscos de saúde do que as pessoas com cintura mais pequena.

5- Análises ao sangue: As análises ao sangue podem incluir análises ao colesterol, análises à função hepática, glicose em jejum, análises à tiroide, etc. É necessário efetuar estas análises. Porque a relação de algumas doenças com a obesidade, como a obesidade e o fígado gordo, é inevitável. A recolha de todas estas informações ajudá-lo-á a si e ao seu médico a saber quanto peso precisa de perder. Estes testes ajudá-lo-ão a tomar a decisão certa sobre a sua saúde.

Quais são as formas de tratar a obesidade?

O objetivo do tratamento da obesidade é atingir um peso saudável e manter esse peso. Isto irá melhorar a sua saúde geral e reduzir o risco de complicações relacionadas com a obesidade. Para compreender melhor e fazer alterações nos hábitos alimentares e de atividade, pode ser necessário consultar um grupo de profissionais, incluindo um nutricionista, um conselheiro comportamental ou um especialista em obesidade.

O objetivo do tratamento inicial é normalmente uma perda de peso moderada, que corresponde a 5 a 10 por cento do seu peso corporal total. Isto significa que se pesar 91 kg e for obeso de acordo com as normas do IMC, só precisa de perder cerca de 4,5 a 9 kg para recuperar a sua saúde. Todos os programas de perda de peso requerem mudanças nos hábitos alimentares e um aumento da atividade física. Os tratamentos adequados para si dependem da gravidade da sua obesidade, da sua saúde geral e da sua vontade de seguir um programa de perda de peso, mas, em geral, os tratamentos para a obesidade incluem

Alteração da dieta: A perda de peso contínua a longo prazo é a forma mais segura de perder peso. Isto só é possível com uma dieta adequada. É preferível evitar mudanças drásticas e irrealistas na dieta, como as dietas radicais. Em vez disso, planeie comprometer-se com um programa abrangente de perda de peso durante pelo menos seis meses e uma fase de manutenção desse programa durante pelo menos um ano para aumentar as suas hipóteses de sucesso na perda de peso. As mudanças na dieta para tratar a obesidade incluem:

- **Redução de calorias:** A chave para a perda de peso é a redução da ingestão de calorias. A quantidade habitual é de 1200 a 1500 calorias para as mulheres e de 1500 a 1800 calorias para os homens.
- **Sentir-se menos cheio:** Alguns alimentos como sobremesas, doces, gorduras e alimentos processados contêm muitas calorias numa pequena porção. Ao comer mais alimentos com menos calorias, reduzirá a fome, ingerirá menos calorias e sentir-se-á melhor com a sua refeição, o que o ajudará a sentir-se mais satisfeito em geral.

- **Escolhas mais saudáveis:** Para tornar a sua dieta geral mais saudável, utilize mais alimentos de origem vegetal, como frutas, legumes e hidratos de carbono integrais. Além disso, dê ênfase às fontes de proteínas magras, como feijão, lentilhas e soja, e às carnes magras. Tente incluir peixe duas vezes por semana na sua dieta. Limite o sal e o açúcar.
- **Cuidado com a perda de peso rápida:** Pode ser enganado por dietas populares que prometem uma perda de peso rápida e fácil. A verdade é que não existem alimentos mágicos ou curas rápidas. As dietas comuns podem ajudar a curto prazo, mas os resultados a longo prazo são melhores do que outras dietas. Pode perder peso com uma dieta radical, mas se parar a dieta, é provável que o volte a ganhar. Para perder peso e evitar que o volte a ganhar, é necessário adotar hábitos alimentares saudáveis que possa manter ao longo do tempo.

HEALTH RISKS
of Being
OVERWEIGHT OR OBESE
TYPE 2
DIABETES
SLEEP
APNEA
HIGH BLOOD
PRESSURE
HEART
DISEASE
AND STROKE
OSTEOARTHRITIS
CHOLESTEROL
LEVEL
HIGH
CHOLESTEROL
GALLBLADDER
DISEASE
Top10
Home Remedies
FATTY
LIVER
DISEASE
CANCER

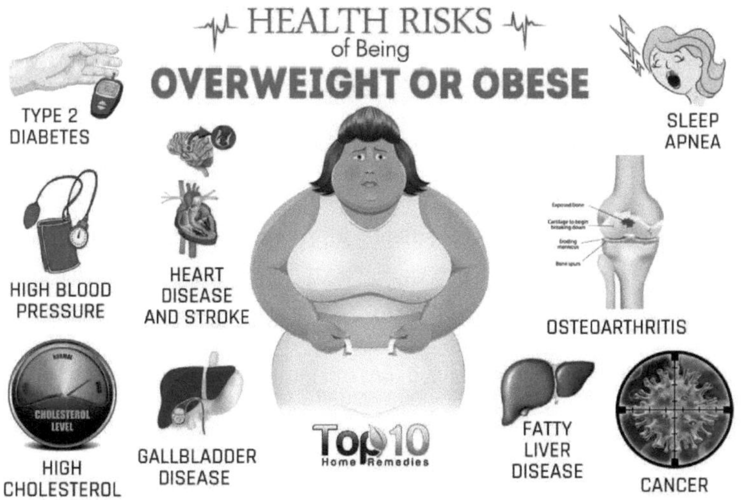

Figura 4. Epidemia de obesidade e suas complicações

Exercício e atividade: aumentar a atividade física ou o exercício é uma parte essencial do tratamento da obesidade. A maioria das pessoas que consegue manter a sua perda de peso durante mais de um ano faz exercício regularmente e até dá passeios regulares. As pessoas com obesidade devem praticar, pelo menos, 150 minutos de atividade física moderada por semana para evitar um maior aumento de peso. Para conseguir uma perda de peso significativa, pode ser necessário fazer 300 minutos ou mais de exercício físico por semana. Embora o exercício aeróbico regular seja a forma mais eficaz de queimar calorias e perder o excesso de peso, qualquer movimento adicional também ajuda a queimar calorias. Fazer mudanças simples ao longo do dia pode ter muitos benefícios.

O exercício e a atividade física regular são uma das formas mais eficazes de tratar a obesidade, pois ajudam a perder peso e a mantê-lo, aumentando o consumo de energia e melhorando o metabolismo. A combinação de exercício aeróbico, como caminhar e correr, com treino de força pode queimar gordura e fortalecer os músculos, melhorando assim a saúde geral do corpo.

Alterações comportamentais para tratar a obesidade

Um programa de modificação do comportamento ajudá-lo-á a mudar o seu estilo de vida, a perder peso e a mantê-lo. As medidas necessárias incluem a análise dos seus hábitos actuais para descobrir quais os factores, stressores ou condições que podem estar a contribuir para a sua obesidade. Todas as pessoas são diferentes e têm obstáculos diferentes para controlar o peso, como não ter tempo suficiente para fazer exercício ou comer tarde da noite.

Modificar os seus comportamentos para responder às suas preocupações individuais. A modificação do comportamento, por vezes designada por terapia comportamental, pode incluir:

- **Aconselhamento:** Falar com um profissional de saúde mental pode ajudá-lo a resolver problemas emocionais e comportamentais relacionados com a alimentação. A terapia pode ajudá-lo a compreender porque é que come em excesso e a aprender formas saudáveis de lidar com a ansiedade. Também pode aprender a gerir a sua dieta e atividade, a compreender os estímulos alimentares e a lidar com os desejos de comida. O aconselhamento pode ser individual ou em grupo.
- **Cirurgia de emagrecimento:** Em algumas pessoas, a cirurgia de emagrecimento é uma opção para perder peso. A cirurgia de emagrecimento reduz a quantidade de alimentos que pode ingerir, a absorção de alimentos e calorias, ou ambos. Embora a cirurgia de emagrecimento ofereça a melhor hipótese de perder a maior parte do peso, pode acarretar riscos graves. A cirurgia de perda de peso pode ser adequada para si se:
  - ✓ Já tentou outros métodos para perder peso e não teve sucesso.
  - ✓ És extremamente gordo.
  - ✓ O seu IMC é de 35 a 39,9. Tem também um problema grave relacionado com o peso, como diabetes ou hipertensão arterial, etc.

A cirurgia de perda de peso pode ajudar algumas pessoas a perder 35% ou mais do excesso de peso corporal, mas a cirurgia de perda de peso não é uma cura milagrosa para a obesidade. O sucesso na perda de peso após a cirurgia depende do seu empenho em fazer mudanças ao longo da vida nos seus hábitos alimentares e de exercício. Os tipos de cirurgias de perda de peso incluem:

- ✓ Cirurgia de bypass gástrico.

- ✓ Banda gástrica ajustável por laparoscopia (LAGB).
- ✓ Cirurgia de manga gástrica.
- ✓ Desvio biliopancreático com switch duodenal.

Quem são os candidatos à cirurgia de perda de peso?

Durante décadas, os especialistas recomendaram que os adultos candidatos à cirurgia de perda de peso tivessem um IMC de pelo menos 35. No entanto, nas diretrizes de 2018, a Sociedade Americana de Cirurgia Metabólica e Bariátrica (ASMBS) aprovou a cirurgia de perda de peso para adultos com um IMC de 30 a 35. De acordo com este relatório, aqueles que são candidatos à cirurgia para perda de peso são:

- ✓ Doenças relacionadas, especialmente diabetes tipo 2.
- ✓ Não obtiveram resultados duradouros com tratamentos não cirúrgicos, tais como modificações na dieta e no estilo de vida.

É claro que é importante mencionar que o médico nutricionista determinará se tem a possibilidade de ser operado ou não, realizando diferentes exames. De facto, tudo depende da opinião do seu médico.

O bloqueio do nervo vago é outro tratamento para a obesidade. Envolve a implantação de um dispositivo sob a pele do abdómen que envia impulsos eléctricos alternados para o nervo vago abdominal, que é eficaz na sensação de saciedade. Esta nova tecnologia recebeu a aprovação da FDA em 2014 para adultos que não conseguiram perder peso com um programa de perda de peso e têm um IMC entre 35 e 45, juntamente com pelo menos uma doença relacionada com a obesidade, como a diabetes tipo 2.

Prevenir o aumento de peso após o tratamento da obesidade

Infelizmente, independentemente dos tratamentos para a obesidade que experimente, é comum voltar a ganhar peso. Se estiver a tomar medicamentos para perder peso, é provável que volte a ganhar peso quando deixar de os tomar. Se continuar a comer em excesso, pode até tornar-se obeso após a cirurgia de perda de peso. Uma das melhores formas de evitar recuperar o peso perdido é ser fisicamente ativo. Procure fazer 45 a 60 minutos de atividade física diariamente. Fale com o seu médico sobre actividades adicionais enquanto perde peso.

É possível que tenha de estar sempre atento ao seu peso. Combinar uma dieta saudável e mais atividade de uma forma prática e sustentável é a melhor maneira de manter o peso perdido a longo prazo. Além disso, encontre um estilo de vida saudável que possa manter durante muito tempo.

Estilo de vida e remédios caseiros para a obesidade

A educação sobre a obesidade ajuda-o a saber mais sobre a obesidade e as suas complicações. Poderá sentir-se mais em controlo e cumprir o seu plano de tratamento. Leia livros de autoajuda com boa reputação e discuta-os com o seu médico ou terapeuta. Estabeleça objectivos realistas para si próprio. Estabeleça objectivos diários ou semanais para o exercício e a perda de peso. Em vez de fazer dietas irrealistas e de curto prazo, faça pequenas alterações na sua alimentação. Explique as condições do seu apoio à família ou aos amigos. Envolva a sua família e amigos nos seus objectivos de perda de peso.

Peça aos seus amigos que o ajudem a perder peso e o encorajem. Outra forma de tratar a obesidade em casa é registar a sua alimentação e atividade. Este registo pode ajudá-lo a acompanhar o progresso da sua perda de peso e a ver os seus sucessos. Pode utilizar o seu relatório para acompanhar outros parâmetros de saúde importantes, tais como a pressão arterial e os níveis de colesterol e a condição física geral. Pratique dizer não à comida de plástico e às grandes refeições. Coma quando tiver realmente fome, e não apenas quando o relógio disser que está na hora de comer. Além disso, se estiver a tomar medicamentos para perder peso ou medicamentos para tratar doenças relacionadas com a obesidade, como a tensão arterial elevada ou a diabetes, tome-os exatamente como indicado. Se tiver dificuldade em seguir um regime de medicação, ou se sentir efeitos secundários desagradáveis, fale com o seu médico.

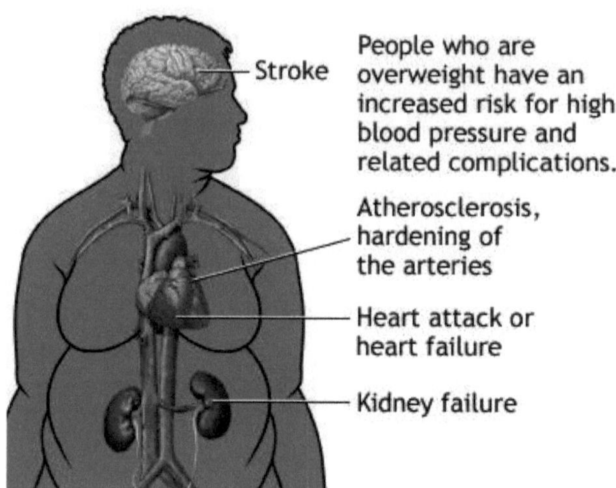

Figura 5. Riscos da obesidade para a saúde: MedlinePlus Enciclopédia Médica

Razões da obesidade lateral e abdominal nas palavras de um médico especialista em diabetes e metabolismo

Há muitas razões que afectam a quantidade de gordura na virilha e no abdómen. Vamos analisar 12 razões:

- **Os alimentos e as bebidas cheios de açúcar estão entre as causas da obesidade abdominal:** Muitas pessoas consomem mais do que o limite diário de açúcar. Os alimentos cheios de açúcar, como os bolos, os doces, as bebidas doces, como os refrigerantes e os sumos, estão cheios de açúcar. Vários estudos mostram que existe uma relação direta entre o consumo elevado de açúcar e a obesidade abdominal. Este facto deve-se em grande parte ao elevado teor de frutose dos açúcares adicionados. A investigação mostra que o efeito que as calorias dos líquidos têm no apetite é diferente das calorias dos alimentos sólidos. Por outras palavras, as calorias dos alimentos sólidos são mais saciantes do que as calorias das bebidas. Fornecer a quantidade de calorias necessárias ao organismo através da ingestão de líquidos não torna desnecessário o consumo de outros alimentos, o que favorece o aumento da obesidade.

- **As bebidas alcoólicas e a causa da obesidade abdominal:** o consumo elevado de bebidas alcoólicas aumenta o risco de inflamação e de outras doenças do fígado. As bebidas alcoólicas interrompem o processo de queima de gordura e a maior parte da gordura é armazenada no estômago. Estudos mostram que a probabilidade de obesidade abdominal em homens que consomem mais de três bebidas alcoólicas por dia é 80% superior à dos que consomem uma quantidade menor de bebidas alcoólicas.
- **Gorduras trans:** As gorduras trans são as gorduras mais prejudiciais à saúde do mundo. As gorduras trans são frequentemente utilizadas para prolongar o prazo de validade de alimentos embalados, como bolos e biscoitos. As gorduras trans causam inflamação em diferentes partes do corpo e o resultado destas inflamações é a resistência à insulina, doenças cardíacas e outros problemas.
- **Dietas pobres em proteínas:** A ingestão adequada de proteínas é um dos factores mais importantes na prevenção do aumento de peso, uma vez que nos faz sentir mais saciados e, consequentemente, reduz a ingestão de calorias. Por outro lado, uma dieta pobre em proteínas pode causar gordura na barriga a longo prazo. Vários estudos observacionais mostram que o

consumo de mais proteínas reduz a probabilidade de obesidade abdominal.

- **A inatividade é uma das causas mais importantes da obesidade abdominal:** A inatividade é uma das causas mais importantes de doenças e problemas para a saúde das pessoas. Num dos estudos realizados entre 1988 e 2010 nos Estados Unidos, uma diminuição significativa da mobilidade levou a um aumento do peso e do perímetro abdominal, tanto nos homens como nas mulheres.
- **Menopausa:** A obesidade abdominal é muito comum durante a menopausa. Durante a puberdade, a hormona estrogénio envia sinais ao corpo e faz com que a gordura seja armazenada nas ancas e nas coxas das mulheres, para que estas estejam preparadas para a gravidez. Estes factos não são prejudiciais, mas em alguns casos podem ser muito difíceis de dissolver. Algumas mulheres sofrem de obesidade abdominal mais do que outras durante este período. Este problema pode estar relacionado com a genética ou com a idade em que a menopausa começa. Quanto mais jovens as mulheres entrarem na menopausa, menor será a probabilidade de desenvolverem obesidade abdominal.
- **Bactérias nocivas no intestino:** Centenas de tipos de bactérias vivem no intestino, especialmente no intestino grosso. Enquanto algumas destas bactérias podem ser benéficas para a saúde, outras têm efeitos negativos na saúde de uma pessoa. As bactérias do intestino são também conhecidas como flora intestinal ou microbioma. A saúde intestinal é essencial para ter um sistema imunitário saudável e ficar longe de doenças.
- **Consumo de sumos de fruta:** Os sumos de fruta são um tipo de bebidas ricas em açúcar que mudaram de roupa. Mesmo os sumos de fruta 100% naturais, sem adição de açúcar, são ricos em açúcar.

250 ml de sumo de maçã e cola contêm ambos 24 gramas de açúcar. Embora os sumos de fruta contenham muitas vitaminas e minerais, a frutose neles contida pode aumentar a resistência à insulina e a obesidade abdominal.

- **O efeito da hormona cortisol na obesidade abdominal:** O cortisol é uma hormona essencial para a vida. Esta hormona, que é segregada pelas glândulas supra-renais, é conhecida como hormona do stress. Infelizmente, a secreção elevada desta hormona provoca um aumento de peso, sobretudo na zona abdominal. Em muitas pessoas, o stress provoca excessos alimentares. O cortisol faz com que a gordura seja armazenada apenas no abdómen, em vez de ser distribuída por todo o corpo. É interessante saber que as mulheres com uma relação cintura-quadril maior segregam mais cortisol nos seus corpos durante períodos de stress.
- **Dieta pobre em fibras:** alguns tipos de fibras desempenham um papel na criação de uma sensação de saciedade, impedindo o aumento das hormonas da fome e reduzindo a absorção de calorias dos alimentos. Num estudo que incluiu 1.114 homens e mulheres, o consumo de fibras solúveis foi capaz de ajudar a reduzir a gordura abdominal. Cada aumento de 10 gramas no consumo de fibra solúvel pode reduzir a acumulação de gordura no abdómen em 3,7%.
- **Sono insuficiente:** os distúrbios do sono também podem causar aumento de peso. Um dos mais comuns é a apneia do sono. Nesta situação, durante a noite, a pessoa sofre uma interrupção da respiração várias vezes. Isto acontece porque as vias respiratórias da garganta estão bloqueadas por tecidos moles.

5 métodos de emagrecimento e tratamento da obesidade para pessoas obesas

As dicas e métodos mencionados nesta secção estão comprovados e não é necessário tratar a obesidade, deve ser algo difícil, ou temos de passar por caminhos estranhos para o conseguir. Assim que considerarmos estes pontos simples a longo prazo, notaremos que, após algum tempo, o processo de aumento de peso ocorrerá gradualmente e o estado de saúde será mais favorável. Alguns desses métodos simples são:

- **Concentre-se no que come para tratar a obesidade:** A obesidade pode ser causada por uma alimentação incorrecta. Ao fazer escolhas mais saudáveis e ter uma dieta equilibrada, pode reduzir a sua ingestão de calorias e reduzir o risco de obesidade. Certifique-se de que inclui mais frutas e legumes no seu carrinho de compras, para que, quando tiver fome ou vontade, possa comer pelo menos algumas frutas e legumes saudáveis. Estes itens estão incluídos numa boa dieta de perda de peso. Tente ler os rótulos dos ingredientes e dos produtos alimentares que compra. Esta informação mostra-nos o valor nutricional desse produto, bem como a quantidade de calorias que contém. Tenha em atenção a quantidade de calorias que consome. Não precisa de ser duro consigo próprio. Só precisa de saber quantas calorias ingere durante o dia. Conhecer a quantidade de calorias consumidas é um dos componentes e regras mais importantes da perda de peso. Para não ter fome, tente preparar refeições pequenas e saudáveis ao longo do dia e coma até ter fome. Evite comer comida pronta e comece a comer comida caseira saudável. Tem plena consciência do que consome em casa, mas não tem a certeza dos ingredientes e da forma como os alimentos são preparados no exterior.

- **Evite bebidas pouco saudáveis e açúcar:** Muitas bebidas preparadas e alcoólicas têm muito açúcar. O consumo elevado de açúcar pode levar ao aumento de peso e à obesidade. As bebidas gaseificadas, as bebidas energéticas e até mesmo as bebidas ou sumos prontos a consumir contêm grandes quantidades de açúcar e poucas quantidades de nutrientes. Em vez destas bebidas, tente fazer sumos de fruta ou batidos de fruta frescos e saudáveis. A caloria do álcool é uma caloria de baixo valor e insignificante, e não tem qualquer valor nutricional. O seu corpo não consegue armazenar o álcool. Por isso, processos como a absorção de nutrientes e a queima de gordura para se livrar do álcool são interrompidos. Pode continuar a beber álcool, mas é mau para si e não tem qualquer valor.
- **Aumente a sua atividade:** Para perder peso ou perder peso e tratar a sua obesidade, precisa de ser mais ativo do que o que está a fazer agora. Tente incluir caminhadas e algum exercício diário na sua rotina diária. Se não tem sido fisicamente ativo recentemente, deve começar com cuidado e de forma realista. Pode começar com sessões curtas de exercício e atividade todos os dias e depois aumentar gradualmente a quantidade.
- **Controlar os seus hábitos alimentares:** Estudos recentes sobre a obesidade e o tratamento da obesidade demonstraram que o desconhecimento das pessoas obesas sobre as suas caraterísticas digestivas e os alimentos que ingerem dificulta a perda de peso. Se é obeso, deve provavelmente analisar a questão da consciencialização dos seus hábitos alimentares em termos da melhor forma de perder peso. Porque a pedra angular do tratamento da obesidade é encontrar os hábitos que causam a obesidade e, finalmente, erradicar esses hábitos. Pode falar com um

nutricionista, que lhe ensinará os factos sobre a obesidade e os hábitos alimentares, ou pedir ajuda a um cirurgião bariátrico, com os seus conhecimentos e experiência neste domínio. Além disso, o controlo dos hábitos alimentares pessoais ao longo do dia e da noite pode informá-lo e ajudá-lo a perder peso melhor.

- **Cirurgia bariátrica:** Se for obeso e tiver tentado perder peso através de dietas e exercício físico, mas ainda não tiver sido bem sucedido, deve provavelmente optar por uma cirurgia de perda de peso. Se, para além da obesidade, tiver problemas e seguros como diabetes de tipo 2, doenças cardíacas, hipertensão arterial, colesterol elevado, infertilidade, provavelmente a sua única solução para controlar a obesidade ou tratá-la é através de métodos invasivos e cirurgia por um bom cirurgião de emagrecimento. é

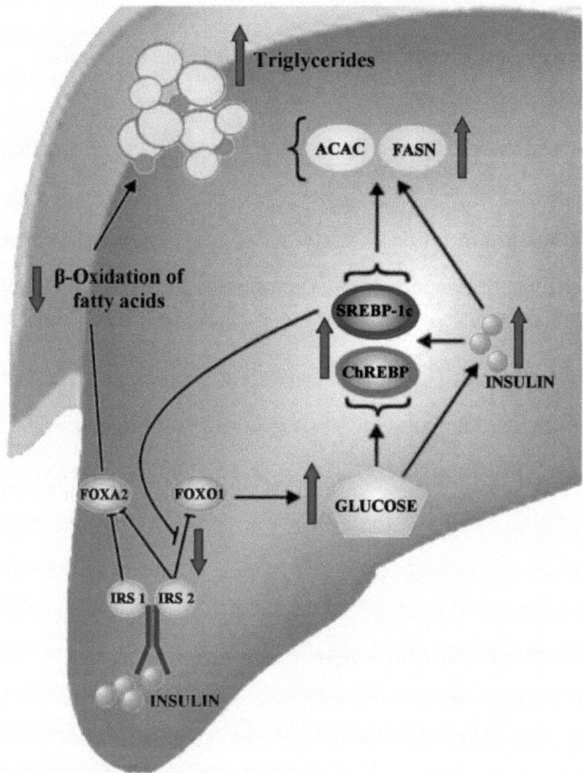

Figura 6. Problemas Clínicos Causados pela Obesidade

A causa da obesidade abdominal e lateral súbita

A obesidade súbita no abdómen e nos flancos pode ocorrer por várias razões. Entre estas razões, podemos mencionar as seguintes:

1- Stress e ansiedade: o stress crónico pode aumentar o nível da hormona cortisol, o que leva à acumulação de gordura no abdómen e nos flancos.

2- Alterações hormonais: As alterações hormonais durante a gravidez, a menopausa ou a toma de medicamentos hormonais podem causar obesidade nesta zona.

3- Estilo de vida incorreto: a falta de atividade física e o consumo de alimentos muito calóricos podem levar à obesidade abdominal.

Qual é a causa da obesidade da parte superior do corpo?

A obesidade da parte superior do corpo deve-se normalmente à genética, a alterações hormonais, ao stress e à ansiedade e, claro, a um estilo de vida pouco saudável:

1- Alterações hormonais: As alterações hormonais relacionadas com a menopausa e a utilização de medicamentos hormonais podem levar à obesidade da parte superior do corpo.

2- Stress e ansiedade: O stress crónico pode aumentar o nível da hormona cortisol, o que leva à acumulação de gordura na parte superior do corpo.

3- Estilo de vida incorreto: a falta de atividade física e o consumo de alimentos muito calóricos podem levar à obesidade da parte superior do corpo.

A causa da obesidade abdominal nas mulheres

A obesidade abdominal nas mulheres pode ocorrer por várias razões, algumas das quais são:

1- Síndroma dos ovários poliquísticos (SOP): Esta síndrome pode provocar uma acumulação de gordura na parte inferior do abdómen.

2- Alterações hormonais: As alterações hormonais relacionadas com a gravidez e a menopausa podem levar à obesidade abdominal.

3- Falta de atividade física: A falta de atividade física e o sedentarismo podem provocar a acumulação de gordura na parte inferior do abdómen.

4- Alimentação incorrecta: o consumo de alimentos muito calóricos e de baixo valor nutritivo pode levar ao aumento de gordura nesta zona. Pode obter ajuda de nutricionistas para ter uma dieta saudável e equilibrada.

A causa da obesidade dos braços

A obesidade do braço pode ocorrer pelas seguintes razões:

1- Alimentação incorrecta: o consumo de alimentos muito calóricos e de baixo valor nutritivo pode levar a um aumento da gordura na zona dos braços.

2- Falta de atividade física: A falta de atividade física e a falta de treino de resistência podem levar a um aumento de gordura na zona dos braços.

3- Alterações hormonais: As alterações hormonais relacionadas com a menopausa e a utilização de medicamentos hormonais podem levar à obesidade do braço.

A causa da obesidade facial

A obesidade facial ocorre normalmente pelas mesmas razões que as mencionadas anteriormente. Isto significa genética, dieta pouco saudável, falta de atividade física e exercício suficiente e alterações hormonais.

A causa da obesidade depois do casamento

A obesidade depois do casamento é um fenómeno comum que ocorre por várias razões. Algumas dessas razões incluem: a mudança do estilo de vida do marido e da mulher. Além disso, as alterações hormonais causadas pelo sexo e pela gravidez podem causar obesidade. Uma das causas mais importantes da obesidade depois do casamento é a introdução de novo stress e ansiedade na vida relacionada com o casamento e as relações conjugais. Normalmente, no início do casamento, os casais são convidados para mais festas e têm mais eventos pela frente, o que, por si só, causa obesidade.

A causa da obesidade infantil no Irão e noutros países

A causa da obesidade nas crianças precisa de ser cuidadosamente investigada. Porque é um dos problemas sociais e de saúde mais importantes em muitos países. Há várias razões para este fenómeno que podem contribuir para a sua ocorrência em combinação e ao mesmo tempo.

O efeito dos factores ambientais na obesidade das crianças:

- **Fácil acesso a alimentos não saudáveis:** O fácil acesso a alimentos altamente calóricos e pouco saudáveis, como fast food, bebidas doces e snacks, é outro fator ambiental que afecta a obesidade infantil. Estes tipos de alimentos não só são ricos em calorias, como também contêm frequentemente grandes quantidades de gordura, açúcar e sal, o que pode levar ao aumento de peso.
- **Estilo de vida moderno:** A vida moderna e as mudanças no estilo de vida são outros factores importantes na obesidade infantil. Hoje em dia, as crianças praticam menos actividades físicas do que no passado e passam a maior parte do tempo a ver televisão, a jogar jogos de vídeo e a utilizar aparelhos electrónicos.

O impacto dos factores psicológicos e sociais na obesidade das crianças:

- **Stress e pressões psicológicas:** O stress e as pressões psicológicas podem desempenhar um papel importante na obesidade das crianças. As crianças podem comer em resposta ao stress e à pressão psicológica. Este tipo de alimentação, que se designa por alimentação emocional ou bulimia, pode levar ao aumento de peso e à obesidade.
- **A influência da família e da sociedade:** O papel da família e da sociedade é muito importante na ocorrência da obesidade infantil. Os hábitos alimentares e o estilo de vida da família podem afetar

diretamente as crianças. Se os pais e os membros da família estiverem habituados a alimentos pouco saudáveis e à inatividade, é mais provável que as crianças repitam os mesmos comportamentos.

O efeito dos factores económicos na obesidade infantil:

- **Situação económica da família:** As famílias com baixos rendimentos podem ter menos acesso a alimentos saudáveis e a actividades desportivas. Estas famílias podem recorrer a alimentos baratos e altamente calóricos devido a restrições financeiras, o que pode levar à obesidade nas crianças.
- **Desigualdades sociais e económicas:** as desigualdades sociais e económicas também podem desempenhar um papel importante na ocorrência de obesidade nas crianças. As crianças em sociedades desiguais podem ter menos acesso a instalações desportivas e a uma alimentação saudável, o que pode levar ao aumento de peso e à obesidade.

O efeito dos factores culturais na obesidade das crianças:

- **Hábitos alimentares culturais:** Os hábitos alimentares culturais também podem ser um dos factores eficazes na obesidade infantil. Em algumas culturas, o consumo de alimentos muito calóricos e pouco saudáveis é considerado uma parte importante da vida quotidiana. Estes hábitos alimentares podem afetar diretamente o peso e a saúde das crianças.
- **O papel dos meios de comunicação social:** Os meios de comunicação social desempenham um papel importante na formação dos hábitos alimentares das crianças. A publicidade generalizada de alimentos pouco saudáveis e com elevado teor calórico pode incentivar as crianças a consumir este tipo de

alimentos. Os meios de comunicação social podem desempenhar um papel importante na sensibilização e na mudança dos comportamentos alimentares das crianças.

O efeito dos factores fisiológicos na obesidade das crianças:

- **Hormonas e metabolismo:** as hormonas e o metabolismo podem desempenhar um papel importante na ocorrência de obesidade nas crianças. Algumas perturbações hormonais podem levar ao aumento de peso e à obesidade. Por exemplo, o hipotiroidismo pode causar uma diminuição do metabolismo e um aumento de peso.
- **Crescimento e alterações corporais:** em certos períodos de crescimento, como a puberdade, as alterações hormonais e fisiológicas podem levar ao aumento de peso. Estas alterações naturais do corpo podem levar à obesidade se forem combinadas com hábitos alimentares pouco saudáveis e inatividade.

A causa da obesidade infantil no Irão

- **Alterações no estilo de vida:** No Irão, como em muitos outros países, as mudanças no estilo de vida e nos hábitos alimentares desempenham um papel importante na ocorrência da obesidade nas crianças. O aumento da utilização da tecnologia e a redução das actividades físicas, juntamente com o fácil acesso a alimentos pouco saudáveis, são os principais factores de obesidade nas crianças iranianas.
- **Factores culturais e sociais:** os hábitos alimentares tradicionais que incluem o consumo de grandes quantidades de arroz, pão e doces, juntamente com as pressões sociais para consumir este tipo de alimentos, podem levar ao aumento de peso nas crianças.

- **Estatuto económico e acesso a uma alimentação saudável:** A situação económica das famílias no Irão também desempenha um papel importante na obesidade das crianças. As famílias que enfrentam restrições financeiras podem não ter acesso a alimentos saudáveis e nutritivos e tendem a preferir alimentos baratos e altamente calóricos.
- **O papel dos meios de comunicação e da publicidade:** Os meios de comunicação social e a publicidade também desempenham um papel importante no Irão, incentivando as crianças a consumir alimentos pouco saudáveis, como batatas fritas e folhados. A publicidade alargada a produtos alimentares com elevado teor calórico e de baixo valor pode levar as crianças a consumir estes tipos de alimentos e, consequentemente, a aumentar o seu peso.

Qual é a causa da obesidade inexplicável?

A obesidade inexplicável atormenta muitas pessoas, apesar da dieta e da atividade física. A obesidade é um dos problemas comuns nas sociedades actuais que, para além dos efeitos negativos na saúde, pode também ter muitos efeitos psicológicos e sociais. Agora queremos resolver a preocupação das pessoas que estão constantemente preocupadas em perder peso ou em manter o seu peso, mas não conseguem.

- **Alterações hormonais:** As alterações hormonais são uma das principais causas de obesidade inexplicável. As alterações no nível das hormonas no corpo podem levar ao aumento de peso. Algumas destas hormonas incluem:

  1- Cortisol: O aumento dos níveis de cortisol causado pelo stress crónico pode provocar um aumento de peso.

  2- Tiroide: o hipotiroidismo pode reduzir o metabolismo do organismo e conduzir à obesidade.

3- Insulina: a resistência à insulina pode levar a um aumento da acumulação de gordura no corpo.

4- Quisto do ovário: nas mulheres, pode levar a um desequilíbrio hormonal, à resistência à insulina e, eventualmente, ao aumento de peso.

Problemas de sono: a falta de sono ou a má qualidade do sono podem ter efeitos negativos no peso. Estudos demonstraram que a falta de sono pode levar a um aumento do apetite e do desejo por alimentos altamente calóricos.

Medicamentos: Alguns medicamentos podem causar aumento de peso, tais como:

1- Antidepressivos:

2- Esteróides: O uso de esteróides pode levar ao aumento de peso e à acumulação de gordura em certas zonas do corpo.

Estilo de vida sedentário: reduzir a atividade física e permanecer sentado durante muito tempo pode reduzir o metabolismo do corpo e levar à acumulação de gordura.

Nutrição incorrecta: Uma alimentação incorrecta e um elevado consumo de alimentos muito calóricos e gordos podem levar ao aumento de peso. Alguns hábitos alimentares pouco saudáveis incluem:

1- Consumo excessivo de açúcar e doces.

2- Comer alimentos ricos em gordura e fast food.

3- Consumo inadequado de frutas e legumes.

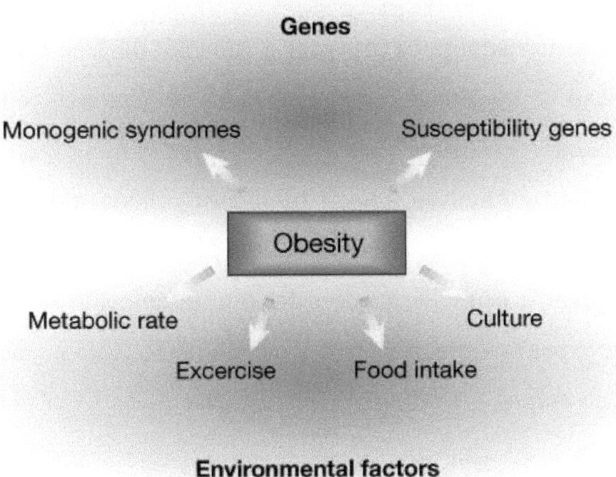

Figura 7. A obesidade como um problema médico

Causa da obesidade inexplicada na medicina tradicional

A medicina tradicional, como um dos métodos de tratamento antigos e eficazes, tem uma visão única sobre a obesidade e o aumento de peso. Nesta secção, são investigadas as causas da obesidade do ponto de vista da medicina tradicional.

1- Temperamento: O temperamento significa um desequilíbrio na composição do corpo. Na medicina tradicional, o corpo humano é composto por quatro flegmas: bílis, soda, fleuma e catarro. Quando um destes compostos é produzido em excesso ou é deficiente, pode levar a problemas como a obesidade. Por exemplo, o aumento do muco pode levar à acumulação de gordura e ao aumento de peso.

2- Perturbações digestivas: As perturbações digestivas, como a fraqueza do estômago e do fígado, também podem causar obesidade. Na medicina tradicional, acredita-se que a fraqueza do estômago provoca a digestão completa dos alimentos e a acumulação de resíduos no corpo, o que pode levar à obesidade.

3- Acumulação de fleuma: Sendo uma das quatro misturas, o catarro, se se acumular demasiado, pode provocar o aumento de peso e a obesidade. Esta condição é geralmente acompanhada de sintomas como peso, fraqueza e fadiga.

4- Consumo de alimentos frios e húmidos: o consumo excessivo de alimentos frios e húmidos, como produtos lácteos, pickles e alimentos frios, pode levar à acumulação de catarro e ao aumento de peso. Estes alimentos provocam normalmente um metabolismo lento e a acumulação de gordura no corpo.

Métodos para lidar com a obesidade sem motivo

1- Regulação do sono: melhorar a qualidade do sono e ter um horário de sono regular pode ter efeitos positivos no peso. Para este efeito:

- ✓ Tentar adormecer a uma determinada hora todas as noites.
- ✓ Evitar a cafeína e os estimulantes antes de ir para a cama.
- ✓ Manter o ambiente de sono calmo e tranquilo.

2- Consulta médica: Para diagnosticar com exatidão a causa da obesidade inexplicada, é necessário consultar um médico e realizar os exames necessários. O médico pode identificar problemas hormonais ou outros factores subjacentes com as investigações necessárias e sugerir um tratamento adequado.

3- Alimentação saudável: Uma alimentação saudável e equilibrada pode ajudar a perder peso. Algumas dicas nutricionais são:

- ✓ Comer alimentos com baixo teor de gordura e de calorias.
- ✓ Aumentar o consumo de frutas e legumes.
- ✓ Reduzir o consumo de açúcar e de doces.
- ✓ Beber água suficiente.

4- Gestão do stress: A gestão do stress e a utilização de técnicas de relaxamento, como a meditação e o ioga, podem ajudar a perder peso. A redução do stress pode reduzir os níveis de cortisol e evitar o aumento de peso.

5- Aumentar a atividade física: o aumento da atividade física e o exercício regular podem ajudar a perder peso. Actividades físicas como caminhar, andar de bicicleta e nadar podem ser eficazes. O objetivo de praticar pelo menos 30 minutos de atividade física diária pode ser útil.

6- Mudança de estilo de vida: Mudar o seu estilo de vida e escolher comportamentos saudáveis pode ajudá-lo a perder peso. Algumas mudanças que é melhor prestar mais atenção são:

- ✓ Reduzir o tempo sentado e aumentar as actividades físicas.
- ✓ Escolher alimentos saudáveis em vez de fast food.
- ✓ Determinar os objectivos de perda de peso a curto e a longo prazo.

Capítulo II

Cirurgias relacionadas com a obesidade, os vagabundos e os problemas

Familiaridade com a banda gástrica

A banda gástrica é ajustável e colocada cirurgicamente para ajudar as pessoas obesas a perder peso. Esta operação é uma das várias cirurgias bariátricas que limitam a quantidade de alimentos ingeridos com o objetivo de perder peso. Esta banda que é colocada à volta do estômago não é permanente. Isto significa que se pode retirar o anel ou fazer ajustes para alterar a quantidade de restrição gástrica.

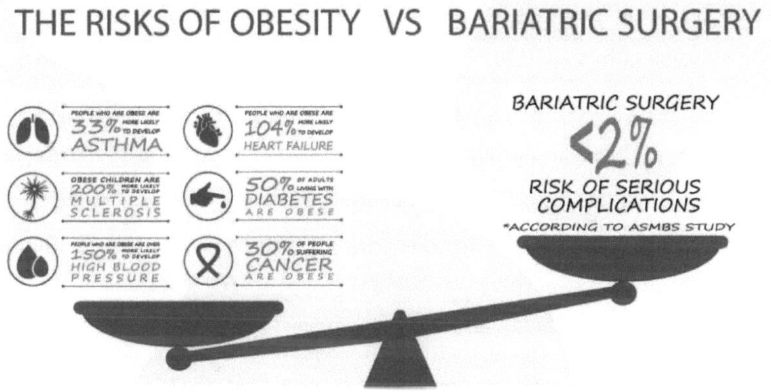

Figura 8. Obesidade vs Cirurgia Bariátrica: O que é mais perigoso?

Como funciona a banda gástrica

A banda gástrica é um tubo ajustável e insuflável, feito de silicone macio. Esta banda é colocada na parte superior do estômago, formando finalmente um anel. Este anel é ligado à parte que se encontra sob a pele. Ao aceder a esta parte da pele, o médico aperta a junção do anel injectando uma solução salina, de modo a que haja apenas uma abertura muito pequena entre a parte superior do estômago e a parte inferior. Quando se come, esta pequena parte superior do estômago enche-se rapidamente, fazendo com que se sinta cheio de antemão.

A banda gástrica é adequada para que pessoas?

Em geral, esta cirurgia de emagrecimento é indicada para pessoas que sofrem de complicações devido à obesidade e os métodos não cirúrgicos não ajudaram a perder peso. Nestes casos, o médico irá sugerir a cirurgia. Além disso, se estiver à procura de um método menos invasivo e mais duradouro do que as cirurgias de perda de peso, o médico recomenda-o normalmente. Em comparação com outros métodos, a banda gástrica causa o mínimo de complicações possíveis após a operação, e o estômago não encolhe com a incisão. Também é possível remover a banda gástrica, se necessário. No entanto, é preciso ter em conta que, após este método cirúrgico, as pessoas perdem menos peso do que com outros métodos, como a manga gástrica. Em geral, os métodos como o bypass gástrico e a manga gástrica são mais utilizados para a perda de peso e têm resultados mais impressionantes.

Quanto peso é que vou perder com a banda gástrica?

A perda de peso média que se pode registar com este tipo de cirurgia de emagrecimento é de cerca de 40% do excesso de peso ao longo de 2 anos. Por exemplo, se tiver 45 kg de excesso de peso, pode perder cerca de 18 kg com este método. Não se esqueça de que, dependendo do seu estilo de vida e das mudanças subsequentes, a quantidade de perda de peso pode variar. Em geral, devemos dizer que a quantidade de perda de peso com este método é menor do que com outros métodos.

A banda gástrica pode tratar doenças relacionadas com a obesidade?

Só a perda de peso o ajudará a controlar e a tratar as complicações da obesidade, incluindo as seguintes:

- ✓ Colesterol elevado.
- ✓ Tensão arterial elevada.
- ✓ Doença cardíaca.
- ✓ Diabetes tipo 2.
- ✓ Apneia obstrutiva do sono.
- ✓ Doença hepática gorda não alcoólica.

A banda gástrica, tal como outras cirurgias de perda de peso, não tem qualquer efeito sobre o metabolismo e as hormonas. Esta prática é considerada apenas um método de restrição, o que significa que pode perder peso principalmente limitando a quantidade de alimentos que ingere.

Que condições é necessário ter para efetuar a cirurgia de banda gástrica?

Nestes casos, o especialista recomenda este tipo de cirurgia ao doente:

1- IMC igual ou superior a 40: o índice de massa corporal é um método para medir a quantidade de gordura corporal com base na relação entre a altura e o peso. Um índice de massa corporal igual ou superior a 40 está associado ao risco de doenças relacionadas com a obesidade.

2- IMC de pelo menos 35 e pelo menos uma doença relacionada com a obesidade: O IMC de 35 sem doença relacionada é considerado como obesidade de classe 2. Se for acompanhado de um problema médico, é considerado obesidade grave. Deve também ser examinado por um médico, para garantir que está suficientemente saudável para se submeter à cirurgia. Poderá ser-lhe pedido que faça um exame físico, análises ao sangue ou exames de imagem ao estômago antes da cirurgia. Se fuma ou bebe demasiado álcool, deve evitar estas coisas antes da cirurgia.

Qual é o processo de colocação da banda gástrica?

Inicialmente, é submetido a anestesia geral para a cirurgia. Em seguida, é feita uma incisão no abdómen através do método laparoscópico, sendo o abdómen insuflado com gás de dióxido de carbono. Estas condições permitem que o médico tenha espaço suficiente para efetuar a cirurgia laparoscópica. Em seguida, utilizando um instrumento laparoscópico que inclui uma pequena câmara, o médico entra no espaço interior.

O laparoscópio mostra os órgãos internos no ecrã do monitor, para que o médico possa ver o suficiente para realizar a cirurgia. Ao efetuar a banda gástrica, o cirurgião fecha a parte superior do estômago e aperta-a, de modo a formar a pequena parte superior do estômago. Neste caso, o estômago assemelha-se a uma ampulheta e é criada uma passagem muito estreita entre a parte superior e a parte inferior. A banda gástrica é um canal oco que é preenchido com líquido.

De facto, este modo ajuda a ser ajustável. De facto, o médico ajusta a banda gástrica inserindo ou retirando líquido desta zona. A banda gástrica está ligada a um pequeno tubo de plástico que é colocado logo abaixo da pele. Após a cirurgia, o médico injectará ou removerá líquido para ajustar a ligação, utilizando uma agulha fina, conforme necessário. Finalmente, o gás introduzido para a cirurgia é removido e as incisões são suturadas. Este procedimento cirúrgico demora cerca de 30 a 60 minutos.

Dieta após a banda gástrica

O médico dar-lhe-á instruções de dieta para antes e depois da operação. Nas primeiras semanas após a operação, deve fazer uma dieta líquida. Gradualmente, deve comer alimentos em puré, depois alimentos moles e, finalmente, alimentos sólidos. Esta dieta ajudá-lo-á muito no processo de cura e a possibilidade de complicações será minimizada. Quando lhe for permitido voltar a comer alimentos sólidos, deve comer o suficiente para acomodar o novo estômago. Por fim, evite comer em excesso. Se comer em excesso, irá sentir náuseas e vómitos. Para cada refeição, deve escolher alimentos que contenham os nutrientes de que o seu corpo necessita. Finalmente, devemos também dizer que é muito importante mastigar bem cada bocado de comida.

Há necessidade de cuidados pós-colagem?

Na maioria das vezes, no primeiro ano após a cirurgia, é necessário visitar o médico para ajustes e correcções da banda amarrada à volta do estômago. À medida que perde peso, pode ser necessário ajustar a banda gástrica para a apertar e manter a perda de peso. Também lhe será pedido que faça análises regulares para que o médico possa ter a certeza de que está a receber nutrientes suficientes. Terá também uma consulta com o seu médico sobre a forma correta de comer e o tipo de alimentos que deve consumir.

Quanto tempo dura a banda gástrica?

Este processo permite-lhe ter esta forma do estômago para o resto da sua vida, mas não está provado que a banda gástrica seja eficaz após vários anos. Estudos mostram que 35 a 40 por cento das pessoas podem retirar a banda gástrica ao fim de 10 anos. Há muitas razões para retirar a banda gástrica:

- ✓ Perda de peso insuficiente.
- ✓ Complicações como a dilatação do esófago.
- ✓ Azia ou refluxo grave.
- ✓ Agitação da correia.
- ✓ Bloqueio de ligaduras.

As vantagens da cirurgia de banda gástrica em relação a outros tipos de cirurgia bariátrica

A principal vantagem da banda gástrica é a sua capacidade de ajuste. Embora a cirurgia de sleeve e a cirurgia de bypass sejam ambos procedimentos seguros, os resultados mostram que a banda é menos suscetível de causar complicações do que estes casos? Além disso, outra vantagem importante que pode ser considerada é o facto de se poder remover o anel à volta do estômago sempre que necessário.

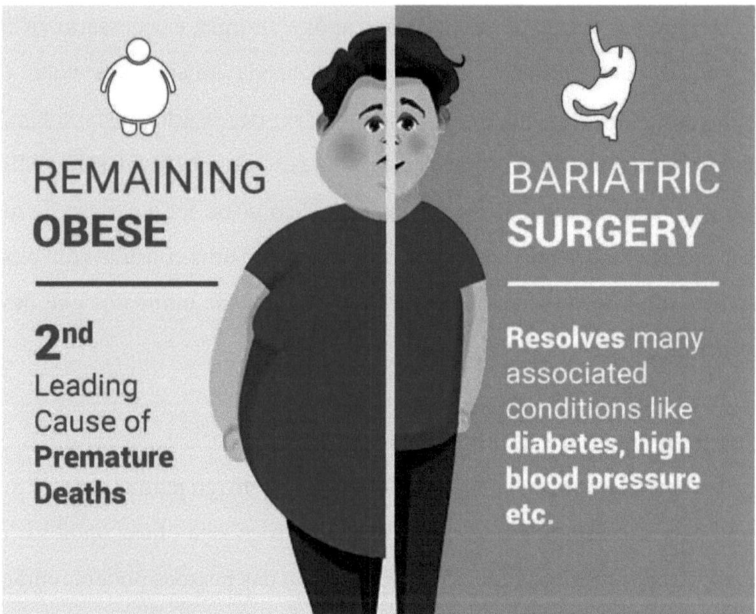

Figura 9. Sou um candidato à cirurgia bariátrica?

Possíveis efeitos secundários da banda gástrica

Apesar das suas vantagens, este procedimento tem várias complicações. A questão mais importante é o facto de conduzir a uma menor perda de peso do que outras cirurgias bariátricas. Pode também necessitar de ajustes frequentes. Com o tempo, é possível criar outros problemas, que são os seguintes:

- ✓ Estudos demonstram que a possibilidade de complicações após a operação pode atingir os 50%.
- ✓ A possibilidade de ver resultados bem sucedidos com este método é muito menor do que com outras cirurgias.
- ✓ Por vezes, são necessárias outras cirurgias de perda de peso que acabam por ser mais dispendiosas.
- ✓ Se for cuidadosa na escolha do seu médico, ele sugerir-lhe-á o melhor método e a possibilidade de causar quaisquer complicações será minimizada.

Efeitos secundários após a cirurgia

1- Náuseas e vómitos: Esta complicação observa-se sobretudo nos primeiros dias após a cirurgia e resolve-se normalmente com o tempo. Porque com o tempo ele aprende a maneira correta de comer. Para uma alimentação pós-cirúrgica, deve considerar refeições mais pequenas e ricas em nutrientes, pequenas dentadas e uma mastigação cuidadosa.

2- Prisão de ventre: Algumas pessoas ficam com prisão de ventre apesar da banda gástrica. Porque é difícil para elas beberem líquidos suficientes. O seu estômago não é capaz de reter muitos líquidos e a sua dieta é tal que não deve beber líquidos enquanto come, para que tenha espaço suficiente para comer. Em geral, é muito importante manter o corpo hidratado após a cirurgia.

3- Dificuldade em engolir: por vezes, o corpo encolhe-se para o estômago e move-se lentamente, o estômago reage e dificulta a deglutição. Nestes casos, recomenda-se ao doente que afrouxe a banda ou que reduza a velocidade da alimentação ou que dê pequenas dentadas.

4- Refluxo do estômago para o esófago: Amarrar a banda demasiado apertada à volta do estômago provoca refluxo ácido e é conhecido como azia. O afrouxamento da faixa para aliviar os sintomas pode interferir na perda de peso. O refluxo persistente danifica a parede do esófago e leva à erosão ácida. A maioria destas condições pode ser tratada com medicação, mas em alguns casos graves, pode ser necessário remover a banda gástrica.

5- Agitação da banda: Durante a cirurgia, o anel à volta do estômago é completamente apertado. No entanto, é possível que se mova para fora da posição original. Quando isso acontece, a bolsa do estômago fica maior. Se este problema ocorrer lentamente, afecta os benefícios da perda de peso e causa sintomas como o refluxo. Por vezes, pode ocorrer muito rapidamente e levar à necrose do estômago, sendo necessário recorrer a uma cirurgia de urgência.

6- Dilatação do estômago: A pressão causada pela acumulação de alimentos na parte superior da banda gástrica pode levar ao alargamento da bolsa gástrica e, por vezes, do esófago. Estas condições provocam a acumulação de mais alimentos na parte superior do estômago e provocam náuseas, refluxo e vómitos. Poderá ser necessário remover a banda gástrica para corrigir a situação.

7- Intolerância à ligação: Algumas pessoas têm uma reação adversa a coisas estranhas no seu corpo. Como resultado, o excesso de tecido cicatricial acumula-se à volta da banda gástrica, ou a pessoa tem náuseas persistentes. Nestes casos, é possível remover a banda à volta do estômago.

É melhor a banda gástrica ou o balão?

Ambos os tratamentos podem ser igualmente eficazes na perda de peso, mas o balão gástrico é um método temporário em comparação com a banda gástrica, enquanto a banda gástrica pode durar mais tempo. Quando deixar de ter um balão gástrico, voltará a registar algum aumento de peso. O custo que terá de pagar por este tratamento de perda de peso dependerá do seguinte:

- ✓ O médico que consultou para este tratamento.
- ✓ O nível de competência e de experiência do seu médico.
- ✓ A cidade onde vive ou onde recebeu tratamento.
- ✓ Clínica ou hospital onde se realiza a cirurgia de bypass gástrico.

Quanto peso se perde com a banda gástrica?

Um dos aspectos mais importantes da perda de peso com a cirurgia da banda gástrica é que se perde peso ao longo do tempo e de forma consistente. Neste caso, não será prejudicado. Normalmente, as pessoas que fazem esta cirurgia perdem metade do seu peso extra ao fim dc algum tempo. Trata-se de uma perda de peso média e regular de meio a um quilo por semana. Esta forma de perder peso é um método ideal e de risco relativamente baixo.

Não se registará uma perda de peso súbita, nem se sofrerá lesões mais graves por perda de peso. Na banda gástrica, perde-se peso ao longo do tempo e num padrão consistente. Infelizmente, as cirurgias de emagrecimento do estômago não são muito seguras e 100% seguras. Na maioria dos casos, existe a possibilidade de fracasso, e esta questão depende do corpo da pessoa e da aceitação do estômago. A mesma questão é levantada na banda gástrica. Antes de fazer qualquer operação, é melhor conhecer as estatísticas disponíveis e, claro, a taxa de sucesso das cirurgias do cirurgião. Em geral, de acordo com a experiência dos pacientes que se submeteram à cirurgia de banda gástrica, a taxa de sucesso da banda gástrica ou da cirurgia de banda gástrica é de 50%.

O que é a cirurgia de bypass gástrico?

O bypass gástrico é um procedimento laparoscópico de emagrecimento. Esta operação é efectuada com o objetivo de reduzir eficazmente o peso em pessoas obesas. As pessoas cujo índice de massa corporal ou IMC é igual ou superior a 40 são obesas. Durante esta operação, um cirurgião de emagrecimento altera e encurta a passagem dos alimentos do esófago para o intestino. Por esta razão, este método é designado por bypass (atalho). De facto, o cirurgião trabalha para reduzir o volume do estômago e o alimento ingerido entra no intestino sem ocupar ou passar todo o volume do estômago.

Esta ação não só provoca uma saciedade precoce, como muitas vezes o excesso de comida ingerida entra diretamente no intestino e está pronto a ser excretado. Outro nome para esta operação é Roux-en-Y, mas no Irão é frequentemente conhecida como cirurgia de bypass gástrico.

Quem pode efetuar a cirurgia de bypass gástrico?

Este procedimento não é recomendado para qualquer pessoa e só é efectuado para pessoas que tenham as seguintes condições:

- ✓ Aqueles cujo índice de massa corporal é maior ou igual a 40.
- ✓ As pessoas que têm um índice de massa corporal superior ou igual a 35, mas que têm pelo menos duas doenças relacionadas com a obesidade. Estas doenças podem incluir casos como diabetes de tipo 2, tensão arterial elevada ou doenças cardíacas
- ✓ As pessoas que não conseguem atingir um peso saudável com dieta e exercício.

Como é efectuada a cirurgia de bypass gástrico?

O principal objetivo deste procedimento é reduzir a quantidade de alimentos e calorias consumidas sem prejudicar a absorção dos nutrientes necessários ao organismo. Para o efeito, o estômago é dividido em duas partes a uma curta distância da válvula da cárdia (a ligação entre o estômago e o esófago):

1- Fazer uma incisão no estômago e dividir o estômago em duas partes: a uma certa distância abaixo da cárdia (válvula entre o esófago e o estômago), faz-se uma incisão a toda a volta do estômago e divide-se o estômago em duas partes pequenas e grandes. Este trabalho é efectuado com um agrafador ou agrafadores especiais, cuja função é cortar e coser o tecido ao mesmo tempo.

2- Bypass do estômago: Com a incisão efectuada, o doente passa a ter dois estômagos. Um estômago muito pequeno, em forma de bolsa, ligado ao esófago e outro estômago grande ligado ao duodeno. A primeira coisa que se pode ver depois de o estômago ser dividido em duas partes é que agora nenhum alimento pode entrar no estômago grande. Porque não há caminho para o esófago e a comida só entra no estômago pequeno. Por isso, contornamos a parte grande do estômago, ou o chamado bypass.

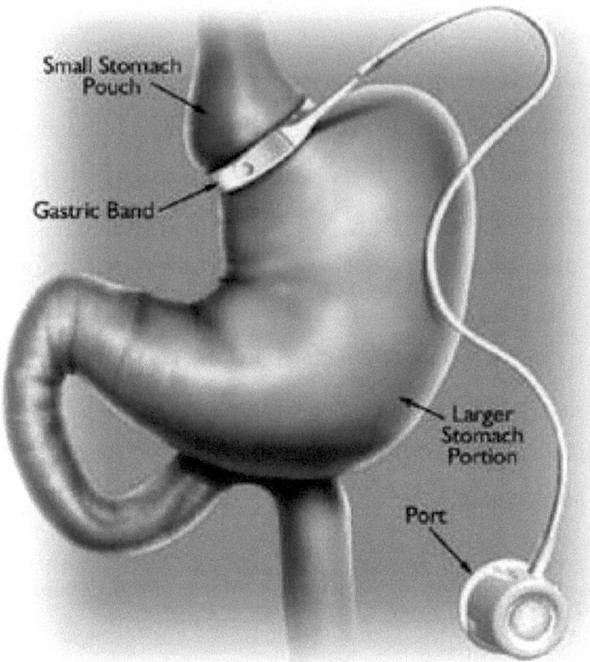

Figura 10. Cirurgia Laparoscópica|Cirurgia Minimamente Invasiva

Ligação do intestino à bolsa do estômago

Na etapa seguinte, o intestino delgado é cortado logo após o duodeno e a sua extremidade livre é ligada à extremidade do pequeno estômago em forma de bolsa, para que os alimentos entrem no intestino.

Ligação da extremidade livre do duodeno ao intestino

É verdade que contornámos uma grande parte do estômago do aparelho digestivo, mas isso não significa retirar completamente o estômago e o duodeno dos processos digestivos. De facto, para digerir e absorver os alimentos, temos o suco gástrico e as hormonas que dele são segregadas. Por conseguinte, para que estas substâncias sejam segregadas e ajudem a digestão e a absorção dos alimentos, escovamos a cabeça livre do cólon e fixamo-la ao lado do intestino delgado.

Quais são os benefícios, as vantagens e os aspectos positivos da cirurgia de bypass gástrico?

- ✓ Produz uma perda de peso significativa a longo prazo.
- ✓ Limita a quantidade de alimentos que podem ser consumidos.
- ✓ Pode conduzir a condições que aumentam o consumo de energia.
- ✓ Cria alterações favoráveis nas hormonas intestinais que diminuem o apetite e aumentam a saciedade.
- ✓ A taxa de retorno de peso após este procedimento é muito baixa.
- ✓ É reversível.
- ✓ Melhora a diabetes e elimina a necessidade de medicação na maioria dos casos.
- ✓ Ajuda muito no tratamento de doenças relacionadas com a obesidade.

Quais são as desvantagens e complicações do bypass gástrico?

- ✓ Em comparação com a manga gástrica, pode ter mais efeitos secundários.
- ✓ Ao contrário da manga gástrica, a longo prazo, pode levar a uma deficiência de vitaminas e minerais, especialmente de vitamina B12, ferro, cálcio e folato.
- ✓ O tempo de internamento do doente após esta operação é mais longo do que o da manga.
- ✓ Requer o cumprimento das recomendações dietéticas e a ingestão de suplementos vitamínicos e minerais durante toda a vida.

É melhor a operação manga gástrica ou o bypass gástrico?

A cirurgia de manga gástrica é um dos melhores e mais seguros procedimentos de emagrecimento, longe do bypass gástrico, é o método de cirurgia de emagrecimento mais popular e tem vantagens sobre outros procedimentos de emagrecimento como o bypass:

1- A quantidade de invasão:

Ambas as operações são efectuadas por laparoscopia e são menos invasivas do que a cirurgia aberta, mas quando comparadas entre a operação sleeve e a operação bypass, a operação sleeve gástrica é menos invasiva. Porque apenas uma parte do estômago é removida e outros tecidos, como o intestino, não são envolvidos.

Pelo contrário, na operação de bypass gástrico, o estômago é dividido em duas partes. O intestino é cortado na parte inicial e são efectuadas várias ligações novas, o que aumenta o tempo e a complexidade da operação.

2- Reversibilidade

A operação de bypass gástrico é irreversível. Porque durante esta operação, cerca de 70% do volume do estômago é completamente removido e retirado do corpo, mas o bypass pode ser revertido e o estômago e os intestinos podem voltar ao seu estado original.

3- Taxa de absorção dos alimentos

Após a cirurgia, a manga reduz a quantidade de alimentos que pode ingerir, mas a sua capacidade de absorver nutrientes mantém-se intacta.

Vantagens e desvantagens do bypass gástrico

Entre as vantagens desse método cirúrgico, podemos citar o alto efeito e a rápida perda de peso. Assim, o paciente pode perder até 70% do seu peso em 2 anos após a cirurgia. Normalmente, durante os primeiros meses, registamos uma perda de peso drástica. Como resultado destas alterações, podem ocorrer efeitos secundários como fadiga extrema, alterações de humor, comichão no corpo, pele seca e queda de cabelo após a operação.

A cirurgia de bypass gástrico é reversível?

Em resposta, deve dizer-se que esta operação não é reversível segundo o método clássico. Por esta razão, é considerada um tratamento definitivo para a obesidade, mas o longo processo de recuperação, que pode demorar até 2 anos, e a possibilidade de infeção da ferida cirúrgica são alguns dos seus riscos. Durante a recuperação, o doente não poderá ingerir alimentos sólidos durante um longo período de tempo. Durante o período de recuperação, o doente deve alimentar-se apenas através de líquidos e de forma gradual, primeiro com alimentos sumarentos e purés, e depois com a opinião do nutricionista, pode também consumir alimentos sólidos. Será necessário tomar suplementos alimentares e multivitamínicos nos meses após a operação.

Mini Bypass Gástrico

Uma vez que a cirurgia de bypass gástrico na forma antiga tem muitas complicações, existem alguns métodos combinados e alternativos para a mesma, de modo a que os mesmos resultados possam ser alcançados, mas com menos complicações. Um destes métodos é o bypass mini-gástrico, no qual, ao contrário do método clássico, o estômago e o intestino delgado são ligados com apenas um ponto de ligação ou anastomose. Por este motivo, o comprimento do enxerto intestinal é mais curto e a velocidade de recuperação é maior. Ao contrário do método antigo, no mini bypass gástrico, a cirurgia é reversível. Uma vez que o intestino ligado ao estômago se assemelha à letra ómega do alfabeto latino, este método é também designado por bypass gástrico ómega.

Bypass gástrico Sassy

Outro novo método de tratamento da obesidade é o bypass gástrico Sasi, que é uma combinação de sleeve gástrico e bypass gástrico. Este tratamento é efectuado através de laparoscopia e, segundo as investigações, tem um elevado efeito. Na cirurgia de bypass gástrico Sassi, o estômago é cortado e ligado a uma parte do intestino delgado, mas a parte distal do estômago é deixada intacta. Por este motivo, o nível de absorção de multivitaminas é mais elevado nos doentes que recorreram a este método.

O custo da cirurgia de bypass gástrico

Como já dissemos, a cirurgia de bypass gástrico utiliza diferentes técnicas e métodos. Por esta razão, o custo da operação será diferente consoante o método cirúrgico, mas aproximadamente, o custo desta operação é estimado em 50 milhões de Tomans. No entanto, o valor final só será determinado depois de consultar o médico e prescrever o método cirúrgico adequado.

Quantas horas demora a cirurgia de bypass gástrico?

A duração da operação de bypass é relativamente longa e considera-se que é de, pelo menos, duas horas. De acordo com o estado do doente, a duração da operação de bypass gástrico pode ser mais longa.

O que é a cirurgia de redução do estômago?

A operação de sleeve é um tipo de operação que restringe ou reduz o volume do estômago e é um tipo de cirurgia bariátrica. A operação é realizada de tal forma que, após a anestesia, o cirurgião insere um tubo de 32 a 40 French, com um diâmetro de cerca de 12 mm, no estômago através da boca e a cerca de 3 a 5 cm da extremidade do estômago, de acordo com

o tamanho do tubo selecionado, que é agrafado com um cartucho e depois é separado.
O volume do estômago que permanece no final é, de facto, igual ao tamanho do tubo utilizado. O volume restante é de cerca de 100 a 200 ml, que tem uma forma semelhante a uma manga, o que, na verdade, é o mesmo que o significado literal de manga. Devido ao pequeno volume restante do estômago do doente, após um período de um ano a um ano e meio, o excesso de peso do doente diminui, o que equivale a 70% do excesso de peso do doente no período de tempo mencionado.

Redução do estômago com laser

A cirurgia gástrica de sleeve com laser é um dos métodos novos e comuns em 2024, através do qual uma parte do estômago é removida permanentemente, de modo a que a capacidade do estômago diminua e a pessoa se sinta saciada mais cedo. Esta operação, que também é conhecida como cirurgia sleeve, é realizada com recurso à tecnologia laser ou, mais precisamente, a câmaras avançadas (laparoscópio), de forma minimamente invasiva e através de várias pequenas incisões no abdómen.
Na cirurgia de sleeve gástrico a laser, as câmaras que entram no corpo fornecem ao cirurgião imagens precisas do interior do corpo e permitem manipulações e cortes precisos.
Graças a esta tecnologia, o doente sente menos dor, o período de recuperação é mais curto e o risco de infeção e complicações após a operação é minimizado. Este procedimento é amplamente utilizado para tratar a obesidade e melhorar as condições relacionadas, como a diabetes tipo 2 e a tensão arterial elevada.

Que percentagem do estômago é removida na cirurgia de redução do estômago?

Na operação de manga gástrica para emagrecer, em comparação com outros métodos de cirurgia bariátrica, cerca de 85 a 90 por cento do estômago é cortado. De facto, uma parte do estômago chamada fundo, que produz a hormona grelina, é removida, e a pessoa sente menos fome e fica saciada mais rapidamente. A hormona grelina controla o apetite. Por último, ao remover uma parte do estômago, não conseguirá comer tanto como antes, o que o ajudará a perder peso.

Quem pode efetuar a cirurgia de redução do estômago?

Nem todas as pessoas obesas precisam necessariamente de cirurgia de redução do estômago. A obesidade pode ser tratada através da alteração da dieta, da mudança de hábitos alimentares, da prática de exercício físico e da eliminação de alimentos muito calóricos e, em caso de insucesso, a pessoa pode ser considerada candidata à cirurgia de redução do estômago. A pessoa deve primeiro visitar um cirurgião e submeter-se a consultas digestivas, psiquiátricas e outras necessárias.

Depois de fazer as coisas necessárias, pode decidir-se se a cirurgia da manga gástrica deve ser efectuada ou não. As pessoas que têm um IMC superior a 40 e as pessoas com um IMC superior a 35 que têm uma das doenças de diabetes, tensão arterial, gordura no sangue afectadas, podem ser submetidas a este tipo de cirurgia de perda de peso. Não há limite de idade específico para a cirurgia de redução de peso com manga, e mesmo adolescentes e idosos podem realizar esta cirurgia e ter a perda de peso desejada.

Quem não pode efetuar a cirurgia de redução do estômago?

Em resposta à pergunta, quem não pode efetuar a cirurgia gástrica de sleeve? Existem poucas restrições para a realização da cirurgia sleeve e quase todas as pessoas com excesso de peso podem efetuar esta operação. As pessoas com doença de refluxo grave não são boas candidatas a este procedimento.

Porque a redução do volume do estômago pode aumentar a pressão dentro da cavidade do estômago e causar a exacerbação da doença de refluxo. Além disso, as pessoas que sofrem de esofagite de Barrett, porque podem necessitar de cirurgia esofágica no futuro, é melhor deixar o estômago intacto para utilização na próxima cirurgia. As pessoas com perturbações da motilidade esofágica, dificuldade em engolir e perturbações da motilidade gástrica também não são candidatas adequadas à cirurgia de redução do estômago.

Peso adequado para a operação de redução do estômago

A quantidade de peso corporal em quilogramas não é um critério para a cirurgia, mas com base no IMC ou índice de massa corporal, uma pessoa é candidata à cirurgia. A forma de calcular o IMC é o peso em quilogramas dividido pela potência de duas alturas em metros. Qualquer pessoa com um IMC superior a 40 pode submeter-se à cirurgia de sleeve. Se o IMC da pessoa for maior que 35 e houver doenças como diabetes, pressão arterial, apnéia obstrutiva do sono ou fígado gorduroso, ela pode ser operada. Outro critério que pode ser utilizado é o tamanho da circunferência abdominal, que é maior que 88 cm nas mulheres e maior que 102 cm nos homens.

A cirurgia da manga gástrica provoca cancro?

Existe exatamente o contrário. As pessoas obesas, devido ao elevado volume do conteúdo da cavidade abdominal, aumentam a pressão intra-abdominal secundária ao elevado teor de gordura no abdómen, e este aumento de pressão aumenta a pressão no estômago, o que provoca o refluxo ou o retorno do ácido gástrico para o início do estômago e para o fim do esófago.

A longo prazo, este retorno provoca o esófago de Barrett e, eventualmente, o adenocarcinoma ou cancro do estômago. Ao realizar a cirurgia da manga gástrica seguida de perda de peso, a pressão no interior da cavidade abdominal é reduzida, o que acaba por diminuir o risco de cancro do estômago. Antigamente, o cancro do estômago era diagnosticado no final do estômago, mas hoje em dia, devido à vida maquinal e à obesidade, seguida de refluxo ácido gástrico, os cancros do estômago deslocaram-se para o início do estômago, e a única razão para tal é a obesidade e o retorno do ácido gástrico secundário.

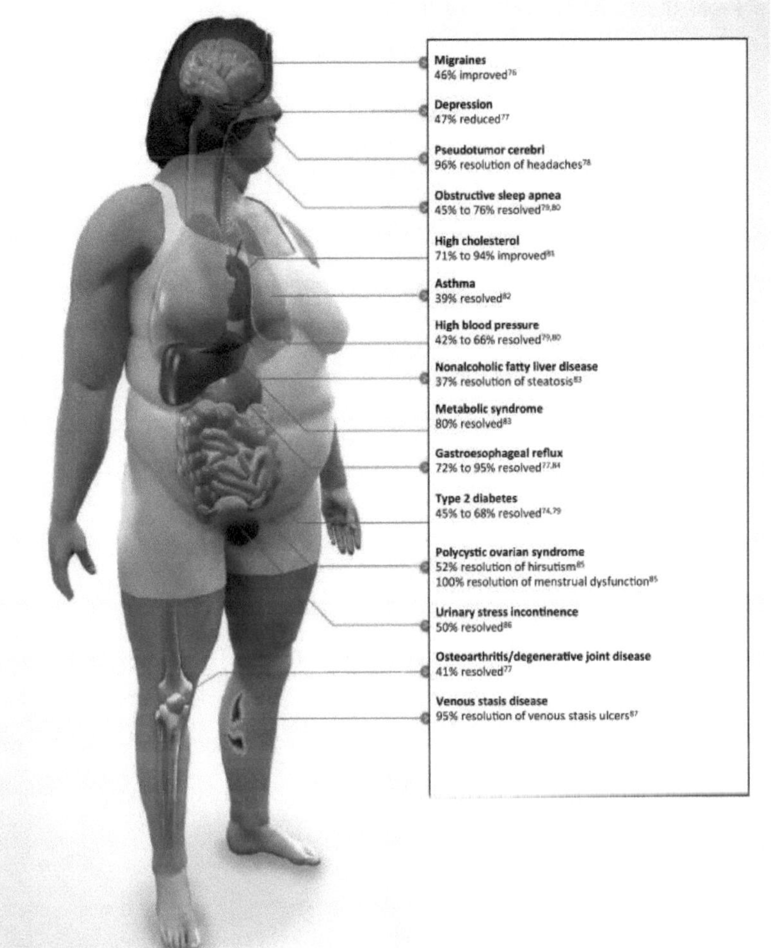

Figura 11. Cirurgia Metabólica e Bariátrica

Gravidez após cirurgia de redução do estômago

A prevalência da síndrome dos ovários poliquísticos é muito elevada em pessoas com obesidade na sociedade, pelo que 50% das pessoas com esta doença são obesas e tem uma prevalência elevada. Após a perda de peso e o aumento da sensibilidade do organismo à insulina, as doenças dos ovários desaparecem por si próprias e diminuem para 5-10%. Muitas pessoas que tinham problemas de gravidez ou distúrbios menstruais antes da cirurgia de perda de peso, resolveram os seus problemas após a cirurgia de perda de peso. Recomenda-se que o período entre a cirurgia de redução de estômago e a gravidez seja de 18 meses a dois anos. A razão para isso é que a pessoa precisa de comer e usar suplementos especiais que são prescritos após a operação, para que a função do corpo volte ao normal. Por isso, recomenda-se que se espere pelo menos 18 dias entre a cirurgia de perda de peso e a gravidez. Recomenda-se que as mulheres jovens que sofrem de obesidade se submetam à cirurgia de sleeve, para que, se engravidarem, não surjam problemas nutricionais para a pessoa e para o feto.

A operação de redução do estômago é reversível?

Em pessoas próximas de nós, têm-se registado casos de aumento de peso após a cirurgia de sleeve gástrico. A investigação mostra que metade dos doentes ganha peso após a cirurgia, embora este aumento de peso seja de cerca de 5% do excesso de peso. É o peso anterior. Por exemplo, um doente que tenha perdido 30 a 50 kg de peso, é normal que volte a ganhar 3 a 5 kg do seu excesso de peso anterior.

Riscos após a operação de manga

Há rumores de que a cirurgia de redução do estômago pode ser bastante fatal, mas até que ponto é que isso pode ser verdade? A investigação mostra que o risco de morte na cirurgia de redução do estômago é muito baixo e as pessoas que pretendem realizar esta operação podem fazê-lo sem se preocuparem com complicações. A obesidade por si só é a principal causa de muitas doenças como cancros, diabetes, doenças cardíacas, pressão arterial, e estas doenças por si só aumentam o risco de morte, que são muito superiores aos riscos da cirurgia de manga gástrica.

é Um dos factores eficazes na redução dos riscos da cirurgia de perda de peso é a perícia e experiência do cirurgião. Se todas estas condições forem observadas, o risco de morte após a cirurgia de sleeve é inferior a 0,01%, ou seja, cerca de uma pessoa em cada 1000 pessoas, o que é muito inferior em comparação com outras cirurgias como a remoção da vesícula biliar ou do apêndice.

Risco de morte devido a sleeve gástrico

Uma das causas de morte é a fuga do local da cirurgia, que pode ser reduzida escolhendo um cirurgião experiente e escolhendo o tamanho correto do agrafador. Também é possível coser o local dos agrafos, o que reduz o risco. Outra causa de morte é a hemorragia, e se o cirurgião utilizar equipamento de qualidade, este risco também é reduzido. Outra causa de morte é a embolia pulmonar após a cirurgia, que pode ser reduzida com estratégias como fluidoterapia, administração de heparina, recuperação rápida do paciente após a cirurgia e redução do tempo cirúrgico.

Plano alimentar e nutrição após a cirurgia de redução do estômago

No primeiro mês após a operação, a dieta dessas pessoas é dividida em três períodos de 10 dias. Nos primeiros 10 dias, tendo em conta que foram submetidos a uma intervenção cirúrgica e que existe uma ferida operatória, apenas deve ser utilizada uma dieta líquida sob a forma de alta frequência e baixo volume. Por exemplo, o paciente deve tomar 50 cc de líquido claro lentamente e parar de comer imediatamente após sentir-se saciado. Durante este período, não há limite para o consumo de líquidos e o doente pode consumir o máximo de líquidos possível com pequenos volumes, devendo apenas prestar atenção ao facto de que, se forem consumidos grandes volumes de líquidos em cada refeição ou rapidamente, é possível causar desconforto e dor na zona do estômago, o que pode ser evitado em grande medida reduzindo o tamanho da porção e comendo lentamente

Os líquidos que os doentes podem utilizar durante este período são: água, chá de mel, sumo de fruta natural coado sem polpa, caldo de carne coado e caldo de galinha sem gordura e sopa coada.

Os líquidos que devem ser evitados são: água de compota, sumos industriais e bebidas muito calóricas, para atingir o peso desejado. Durante os primeiros 10 dias após a cirurgia, deve-se ingerir líquidos em quantidade suficiente para evitar a desidratação. A forma de detetar a falta de água no corpo é através da urina. Se a urina for amarela e de pequeno volume, é sinal de desidratação, o que deve ser levado em conta e a ingestão de líquidos deve ser aumentada.

Durante este período, deve evitar-se beber líquidos com uma palhinha. Porque provoca a deglutição de ar para o estômago, seguida de desconforto e dores abdominais. Nos segundos 10 dias, a pessoa deve comer puré e alimentos macios. Durante este período, deve-se consumir alimentos com uma concentração mais elevada do que nos primeiros 10 dias. As refeições consumíveis incluem três refeições principais e dois lanches. Os alimentos consumíveis podem incluir frango, carne de vaca e carne vermelha sob a forma de puré, puré de legumes e vegetais de verão, frutos com casca e em puré ou cozinhados, produtos lácteos com baixo teor de gordura, sopa mista, lentilhas mistas e claras de ovo esmagadas.

Todos os alimentos deste período devem ser em puré e macios? Durante este período, a pessoa sente-se saciada depois de consumir uma pequena quantidade de alimentos (2 ou 3 colheres) e pode consumir alimentos em intervalos de uma hora. Durante os terceiros 10 dias, a pessoa consome alimentos com uma textura suave, semelhante à dos segundos 10 dias, e os alimentos não precisam de ser em puré, sendo suficiente esmagar os alimentos com as costas de um garfo e mastigá-los bem. Durante este período, o intervalo entre as refeições deve ser de 4 a 5 horas. Os alimentos consumidos neste período incluem: lacticínios magros, legumes e frutas cozinhados, tipos de carne picada, tipos de bolos e costeletas e claras de ovo. Após esse período de 30 dias, a pessoa passa a consumir alimentos normais . Neste período, de acordo com o volume do estômago, a pessoa pode consumir todos os alimentos, exceto alimentos gordos e muito calóricos.

Qual foi a causa da má boca após a operação à manga?

Existem várias razões principais para o mau hálito após a cirurgia de redução do estômago:

- **Desidratação:** Tente beber pelo menos 8 copos de água por dia, de acordo com o conselho do seu médico, e se tiver problemas em beber água, pode beber mais água.
- **Refluxo gástrico:** seguir corretamente a dieta, para não sofrer de refluxo gástrico.
- **Não mastigar corretamente os alimentos:** Tentar comer devagar e mastigar bem os alimentos.
- **Cetose:** Quando o corpo utiliza gordura em vez de hidratos de carbono para fornecer energia, ocorre a cetose e a queima de gordura, e este é o objetivo da cirurgia bariátrica. Porque ajuda muito a reduzir o peso e a magreza.

O mau hálito não é um problema comum, mas, em geral, seguir uma série de dicas como escovar os dentes, lavar a boca regularmente, evitar produtos lácteos e o consumo excessivo de proteínas em pó e não fumar pode ajudar muito este problema.

Preço da operação de redução de estômago

O custo da operação de manga depende de vários factores, incluindo: o custo do salário do médico, o custo do equipamento utilizado, o custo do hospital e até os exames antes da operação. Por conseguinte, não é possível indicar um preço exato para a operação de sleeve. Porque este varia consoante o hospital onde se efectua a operação.

Qual é o melhor método de redução de estômago?

No passado, antes da invenção da cirurgia laparoscópica, todas as cirurgias abdominais eram realizadas de forma aberta, criando uma incisão longitudinal na linha média do abdómen, o que levava a dores pós-operatórias graves, hérnia e embolia no indivíduo, mas após a invenção do método laparoscópico na década de 1990, a cirurgia de perda de peso foi realizada com este método, que tem vantagens como menos dor após a operação, e o paciente pode andar rapidamente. Todas as cirurgias de emagrecimento são realizadas por laparoscopia.

Preparativos antes da cirurgia de redução do estômago

- ❖ Antes da cirurgia, devem ser realizadas consultas presenciais e uma série de actividades com base na história recolhida.
- ❖ Deve ser feita uma série de análises completas ao sangue e à urina e devem ser verificados os níveis de açúcar no sangue, gordura no sangue, enzimas hepáticas, tiroide, etc.
- ❖ Todas as doenças diagnosticadas e não diagnosticadas devem ser identificadas.
- ❖ Em função dos resultados dos exames, devem ser efectuadas consultas endócrinas, cardiovasculares, etc.
- ❖ Deve ser realizada uma ecografia completa do abdómen e da pélvis para determinar o estado dos órgãos intra-abdominais. Em

muitos doentes, devido à presença de cálculos biliares, podem necessitar de cirurgia em simultâneo.

- Deve também ser efectuado um exame completo do coração e dos vasos sanguíneos, incluindo um eletrocardiograma.
- Devem também ser efectuadas consultas de psiquiatria para diagnosticar perturbações como a bulimia nervosa, etc.
- A história pulmonar deve ser recolhida para diagnosticar doenças como a apneia obstrutiva do sono.
- As consultas gastrointestinais também devem ser efectuadas com base na história do doente, para que os problemas digestivos possam ser diagnosticados e tratados antes da cirurgia.

Benefícios da operação de redução do estômago

As experiências das pessoas que se submeteram à cirurgia de redução do estômago mostram que esta cirurgia traz os seguintes benefícios

1- Mais perda de peso: Os pacientes com manga gástrica perdem 50-83% do seu excesso de peso cerca de 12-24 meses após a cirurgia.

2- Menos riscos do que o bypass gástrico: uma vez que os intestinos não são contornados e o estômago continua a funcionar normalmente. Este método não apresenta alguns dos riscos associados ao bypass gástrico.

3- Libertação de hormonas e menos fome: Neste método, a produção de hormonas que estimulam o apetite, ou grelina, é muito reduzida.

4- Prevenção de algumas doenças crónicas: como doenças cardíacas, hipertensão arterial e colesterol, apneia obstrutiva do sono, diabetes tipo 2, acidente vascular cerebral, cancro e infertilidade.

Quais são as etapas da operação de redução do estômago?

Para efetuar a operação de sleeve gástrico, é necessário realizar uma série de passos, que mencionamos a seguir:

- Para realizar a cirurgia laparoscópica da manga gástrica, também conhecida como cirurgia fechada ou LSG, é necessária anestesia geral no hospital e o gastroenterologista realiza a operação através de cerca de cinco pequenas incisões no abdómen do doente.
- O cirurgião realiza esta operação utilizando um telescópio fino e comprido e uma pequena câmara na extremidade. Um instrumento utilizado para remover cerca de 80% do estômago.
- Ao introduzir gás dióxido de carbono no estômago, este incha. Em seguida, é utilizada uma ferramenta especial chamada trocarte para entrar no interior do abdómen. Primeiro, é enviado um tubo de silicone da boca para a saída do estômago, para ajustar a largura restante do estômago e separá-lo do tecido adiposo à volta do estômago, dos vasos e do baço adjacente. De seguida, a parte excedente do estômago é cortada e removida com um dispositivo especial chamado agrafador. Após o corte do estômago, restam ainda cerca de 80 a 150 mm de volume de estômago.
- A parte separada é retirada do abdómen e enviada para o serviço de patologia para ser examinada. De seguida, controla-se a hemorragia na zona cortada e agrafada. Podem ser utilizados clips metálicos adicionais ou suturas múltiplas. Além disso, se necessário, são colocados alguns medicamentos especiais na ferida para parar a hemorragia. De seguida, é colocado um dreno de silicone na área cirúrgica para drenar o líquido acumulado. Finalmente, a ferida é fechada e a cirurgia termina.

Quantas horas demora a cirurgia de redução do estômago?

Se a cirurgia da manga gástrica for efectuada por laparoscopia, demora cerca de 2 horas e não é muito demorada, mas no método de laparotomia, é necessário mais tempo de operação e período de recuperação.

Quanto tempo dura o período de recuperação da operação de redução do estômago?

Em média, são necessárias 2-3 semanas para a cicatrização das incisões gástricas e 6-8 semanas para a cicatrização da linha de agrafos. Após um mês, a maioria dos doentes com sleeve gástrico pode começar a fazer exercícios desportivos normais e estar no caminho da recuperação total.

Para que peso é que a manga de estômago é adequada?

Se tiver apenas 8 a 10 kg de peso a mais, não poderá fazer esta cirurgia. Porque este excesso de peso pode ser facilmente eliminado com exercício aeróbico. Esta cirurgia só é utilizada para quem tem mais de 40 a 50 kg de excesso de peso. Estas pessoas têm muito peso a mais e a própria obesidade é perigosa para elas e devem reduzi-la. Em média, as incisões gástricas demoram 2 a 3 semanas a cicatrizar e a linha de agrafos demora 6 a 8 semanas a cicatrizar.

A partir de que idade é efectuada a cirurgia de redução do estômago?

A cirurgia de sleeve gástrico pode ser efectuada em pessoas que tenham atingido a maturidade, ou seja, mais de 18 anos de idade.

Quais são as medidas a tomar antes da cirurgia de redução do estômago?

O primeiro e mais importante passo antes da cirurgia de redução do estômago é consultar um gastroenterologista para determinar se este procedimento é adequado para si ou não. Outros itens incluem:

Realização de exames como análises ao sangue, testes de função hepática e testes de coagulação sanguínea.

O seu cirurgião pode pedir-lhe que consulte um nutricionista para verificar os seus hábitos alimentares e um psicólogo para verificar os seus problemas mentais e emocionais e a gestão do stress.

Antes de efetuar a operação de sleeve gástrico, dependendo da sua condição física, o médico pode pedir-lhe que perca algum peso, para que seja mais consistente com os critérios da operação e para além de evitar possíveis riscos durante a operação.

O seu médico aconselhá-lo-á sobre as alterações que deve fazer aos seus medicamentos e à sua dieta nas semanas ou dias anteriores à cirurgia. Além disso, não deve comer ou beber nada na noite anterior à cirurgia.

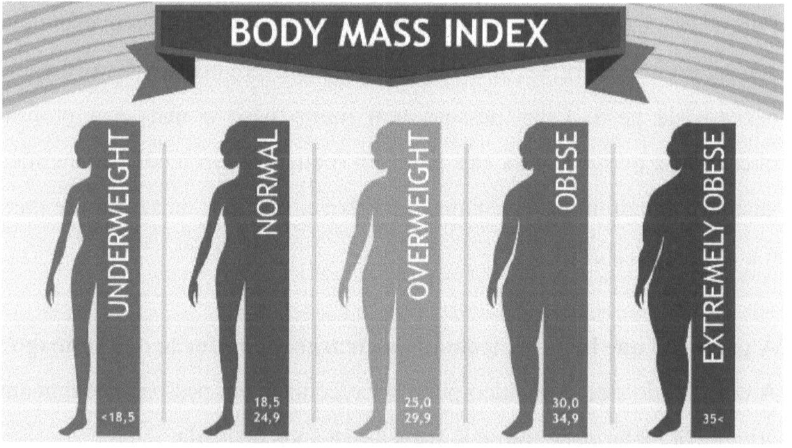

Figura 12. Preparação para a cirurgia de manga gástrica

Como são os cuidados após a operação de redução do estômago?

Se foi submetido a uma cirurgia de redução do estômago, deve começar por comer alimentos líquidos. Após algumas semanas, pode utilizar alimentos em puré e, finalmente, alimentos sólidos. Durante este período, notará que as suas refeições serão muito menores do que antes e poderá ter de evitar beber líquidos com as refeições devido à contração do seu estômago.

1- Consumir alimentos ricos em nutrientes: uma vez que o volume do seu estômago diminuiu, não pode consumir calorias vazias. Por isso, deve incluir legumes e frutas frescas na sua dieta. Os alimentos saudáveis fornecem-lhe nutrientes e mantêm-no saciado durante mais tempo.

2- Exercício após a gastrectomia em manga: É necessário manter-se ativo após a cirurgia e após a recuperação. O exercício diário também é essencial. Nesta situação, uma caminhada de 5 a 10 minutos é suficiente.

3- Mastigar bem os alimentos: Mastigar bem os alimentos não só ajuda a melhorar os resultados da manga gástrica, como também fortalece o funcionamento do estômago em geral. É bom saber que a náusea é um problema comum após a cirurgia de perda de peso, mas mastigar bem os alimentos pode ajudar a melhorá-la. Além disso, a passagem de grandes pedaços de comida pelo trato digestivo é difícil e pode provocar dores.

Gravidez após cirurgia de redução do estômago

As pessoas que fazem cirurgia de perda de peso podem engravidar e isso não é considerado perigoso, mas o problema é que a gravidez não deve acontecer imediatamente após a cirurgia e é melhor esperar 12 a 18 meses após a cirurgia. Permita que o seu verne se estabilize e atinja o equilíbrio desejado.

Quais são os efeitos secundários do sleeve se não escolher um cirurgião experiente ou não seguir as instruções?

Algumas outras complicações da manga gástrica, que se devem principalmente a uma cirurgia incorrecta ou à utilização de materiais de má qualidade:

1- Fuga na linha de agrafos: Após a remoção de uma grande parte do novo estômago, este é suturado com um dispositivo especial chamado agrafador, que deixa duas filas de agrafos metálicos. Se esta operação não for feita corretamente ou se não forem utilizados agrafos de boa qualidade, é possível que a linha de agrafos vaze, o que conduzirá ao risco de peritonite, infeção e abcesso.

2- Hemorragia na linha de agrafos: é possível que a linha de agrafos sangre, embora a probabilidade seja inferior a 1%. Neste caso, normalmente é possível controlar a hemorragia sem necessidade de outra cirurgia, mas em alguns casos, é necessário efetuar outra cirurgia laparoscópica ao doente para retirar todo o sangue que se acumulou na cavidade abdominal. Se o médico não estiver satisfeito com o processo de recuperação do doente, pode querer efetuar novamente a cirurgia laparoscópica, o que não é de todo anormal. No entanto, estudos demonstraram que o tratamento precoce destes problemas pode ter os melhores resultados.

3- Hérnia hiatal: A hérnia hiatal ocorre quando uma parte do estômago desliza e se afunda no diafragma torácico. Esta doença é muito comum em pessoas obesas e pode ser diagnosticada através de endoscopia. A hérnia hiatal pode ser tratada através da sutura da área saliente durante a cirurgia de bypass gástrico. Em geral, a melhor forma de tratar os sintomas da hérnia hiatal, que incluem azia ou refluxo, é perder peso. Neste contexto, a perda de peso funciona muito melhor do que as cirurgias de tratamento do refluxo gástrico.

4- Flacidez da pele: Existe a possibilidade de afrouxamento e flacidez da pele em perdas de peso acentuadas. Não há forma de determinar antes da cirurgia de sleeve gástrico o quanto este problema irá surgir para o paciente. Neste contexto, a idade, o exercício físico, a velocidade de perda de peso e a elasticidade da pele desempenham um papel fundamental.

Cirurgia básica do cancro do pâncreas

Estudos demonstraram que a remoção de apenas uma parte do cancro do pâncreas não contribui para a longevidade da maioria dos doentes. Por conseguinte, o tratamento cirúrgico só é efectuado se o cirurgião considerar que o cancro pode ser completamente removido. Trata-se de um procedimento muito complexo e pode ser muito difícil para os doentes. Pode causar complicações e a recuperação total pode demorar semanas ou meses.

Se está a considerar este tipo de cirurgia, é importante pesar cuidadosamente os potenciais benefícios e riscos. Nem todos os tumores cancerosos podem ser completamente removidos durante a cirurgia do cancro do pâncreas. Por vezes, depois de o cirurgião iniciar a operação, descobre que o cancro se espalhou demasiado para ser completamente removido. Se isto acontecer, a operação pode ser interrompida ou o cirurgião pode efetuar um procedimento mais simples para aliviar ou prevenir os sintomas.

Isto porque uma cirurgia planeada para curar o cancro é altamente improvável e pode provocar efeitos secundários graves. Além disso, prolonga o período de recuperação, o que pode atrasar outros tratamentos. A cirurgia é a única possibilidade real de curar o cancro do pâncreas, embora nem sempre conduza a uma cura. Mesmo que todos os tumores cancerosos sejam completamente removidos, muitas vezes algumas células cancerosas já se espalharam para outras partes do corpo. Com o tempo, estas células podem transformar-se em novos tumores, que são difíceis de tratar. O tratamento cirúrgico é efectuado principalmente para tratar os tumores localizados na cabeça do pâncreas. Uma vez que estes quistos se encontram perto da via biliar, causam frequentemente iterícia, que por vezes é detectada suficientemente cedo para ser completamente removida. As cirurgias noutras partes do pâncreas estão indicadas abaixo e são realizadas se o cancro puder ser completamente removido.

Cirurgia do cancro do pâncreas com a técnica de Whipple (pancreatoduodenectomia)

Este método é o tipo de operação mais comum para remover o cancro do pâncreas. Durante este procedimento, o cirurgião remove a cabeça e, por vezes, todo o pâncreas. As estruturas adjacentes, como parte do intestino delgado, parte da via biliar, a vesícula biliar, os gânglios linfáticos próximos do pâncreas e, por vezes, parte do estômago, também são removidos. O passo seguinte consiste em ligar o ducto biliar e o pâncreas ao intestino delgado, para que a bílis e as enzimas digestivas possam entrar no intestino delgado. As extremidades do intestino delgado, ou o estômago e o intestino delgado, são novamente ligados para que os alimentos possam passar através do trato digestivo.

A cirurgia do cancro do pâncreas é frequentemente realizada no meio do abdómen. Nos grandes centros oncológicos, alguns médicos também realizam este procedimento por laparoscopia, o que por vezes é designado por cirurgia minimamente invasiva . A cirurgia do cancro do pâncreas com a técnica de Whipple é uma operação muito complexa que requer um cirurgião altamente qualificado e experiente. Apresenta um risco relativamente elevado de complicações que podem ser fatais. Quando esta operação é efectuada em hospitais pequenos ou por médicos menos experientes, até 15% dos doentes podem morrer devido a complicações cirúrgicas. Por outro lado, quando esta operação é realizada em centros oncológicos por cirurgiões experientes neste método, menos de 5% dos doentes morrem em consequência direta da operação.

O melhor resultado da cirurgia do cancro do pâncreas com a técnica de Whipple

Para obter melhores resultados, é importante ser atendido por um cirurgião experiente num hospital onde são realizados muitos desses procedimentos. Em geral, as pessoas que se submetem a este tipo de cirurgia têm melhores resultados quando estão num hospital que realiza pelo menos 15 a 20 procedimentos de Whipple por ano. No entanto, mesmo nas melhores circunstâncias, muitos doentes sofrem complicações da cirurgia do cancro do pâncreas, que podem incluir

- ✓ Fugas de várias ligações entre órgãos que o cirurgião tem de criar.
- ✓ Infeção.
- ✓ Hemorragia.
- ✓ Dificuldade em esvaziar o estômago depois de comer.
- ✓ Dificuldade em digerir alguns alimentos.
- ✓ Perda de peso.
- ✓ Alterações dos hábitos intestinais normais.
- ✓ Diabetes.

Cirurgia do cancro do pâncreas com pancreatectomia distal

Nesta operação, o cirurgião remove apenas a cauda do pâncreas ou a cauda e parte do corpo do pâncreas. Normalmente, o baço também é removido. O baço ajuda o corpo a combater as infecções. Por isso, se o baço for removido, o risco de infeção por determinadas bactérias aumenta. Para resolver este problema, os médicos recomendam que os doentes recebam determinadas vacinas antes desta operação. Esta cirurgia é utilizada para tratar cancros na cauda e no corpo do pâncreas. Infelizmente, muitos destes tumores já se espalharam na altura em que são descobertos e a cirurgia nem sempre é uma opção.

Cirurgia do cancro do pâncreas, pancreatectomia total

Nesta cirurgia, o cancro do pâncreas, todo o pâncreas, bem como a vesícula biliar, parte do estômago e do intestino delgado, e o baço são removidos. Se o cancro se espalhou por todo o pâncreas, mas ainda pode ser removido. Esta cirurgia pode ser uma opção. No entanto, este tipo de cirurgia é menos utilizado do que outros procedimentos. Porque não parece haver nenhuma vantagem significativa em remover todo o pâncreas. Para além disso, este procedimento pode causar efeitos secundários graves.

É possível viver sem pâncreas. No entanto, quando o pâncreas é completamente removido durante uma cirurgia, estas pessoas ficam sem as células das ilhotas que produzem insulina e outras hormonas que ajudam a manter os níveis de açúcar no sangue. Estas pessoas ficam com diabetes, que é difícil de controlar. Porque ficam completamente dependentes de injecções de insulina. As pessoas que foram submetidas a esta cirurgia também devem tomar enzimas pancreáticas em forma de comprimido para as ajudar a digerir determinados alimentos. Antes de efetuar esta cirurgia devido à remoção do baço, o médico já recomenda algumas vacinas.

Cirurgia paliativa do cancro do pâncreas

Qualquer cirurgia considerada será paliativa se o cancro se tiver espalhado ao ponto de ser necessário removê-lo completamente. Dado que o cancro do pâncreas pode espalhar-se rapidamente, a maioria dos médicos recomenda que se evite uma grande cirurgia paliativa do cancro do pâncreas, especialmente para as pessoas que não estão de boa saúde. Por vezes, a cirurgia pode ser iniciada na esperança de que o doente recupere, mas, depois de iniciar a cirurgia, o cirurgião apercebe-se de que este método já não é eficaz no tratamento.

Neste caso, o cirurgião pode efetuar um procedimento menos invasivo, conhecido como cirurgia de bypass, para ajudar a aliviar os sintomas. O cancro que cresce na cabeça do pâncreas pode bloquear o ducto biliar comum quando este passa por esta parte do pâncreas. Este bloqueio pode causar dor e problemas digestivos. Porque a bílis não chega ao intestino. Os produtos químicos da bílis também se acumulam no corpo e causam iterícia, náuseas, vómitos e outros problemas. Nesta situação, existem duas opções principais para remover o bloqueio da via biliar:

- **Cirurgia do cancro do pâncreas e colocação de stent:** O método mais comum para remover a obstrução das vias biliares não é a cirurgia do cancro do pâncreas. Em vez disso, é colocado um stent (um pequeno tubo, normalmente feito de metal) no interior do ducto para o manter aberto. Este procedimento é normalmente efectuado lentamente através de um endoscópio (um tubo longo e flexível). Este procedimento faz frequentemente parte da CPRE retrógrada endoscópica. O médico desliza o endoscópio pela garganta até ao intestino delgado. Depois, através do endoscópio, o médico pode colocar o stent na via biliar. Um stent também pode ser colocado durante a CPT percutânea. O stent ajuda a manter o ducto biliar aberto, mesmo quando o cancro exerce pressão à volta do ducto. No entanto, após alguns meses, a endoprótese pode ficar bloqueada e ter de ser aberta ou substituída. Também podem ser utilizados stents maiores para manter partes do intestino delgado abertas se houver risco de bloqueio por cancro. Também pode ser colocado um stent nas vias biliares para ajudar a aliviar a iterícia antes da cirurgia curativa , o que pode ajudar a reduzir o risco de complicações da cirurgia.

❖ **Cirurgia de bypass:** Em pessoas suficientemente saudáveis, outra opção para remover a obstrução do ducto biliar é a cirurgia que desvia o fluxo de bílis do ducto biliar comum diretamente para o intestino delgado e contorna o pâncreas. Este procedimento requer normalmente uma grande incisão no abdómen que pode demorar várias semanas a cicatrizar. Por vezes, a cirurgia pode ser efectuada através de várias incisões pequenas no abdómen, utilizando instrumentos cirúrgicos longos e especiais. Este método é conhecido como cirurgia laparoscópica do cancro do pâncreas ou cirurgia minimamente invasiva. A colocação do stent é frequentemente mais fácil e a recuperação é mais curta. É por isso que este procedimento é realizado com mais frequência do que a cirurgia de bypass. No entanto, a cirurgia pode ter vantagens, incluindo:

- ✓ Pode frequentemente proporcionar um alívio mais prolongado do que um stent, que pode ter de ser limpo ou substituído.
- ✓ Se, por algum motivo, não for possível colocar um stent, este pode ser uma opção.
- ✓ Durante a cirurgia, o cirurgião pode cortar alguns dos nervos à volta do pâncreas ou injetar álcool nos mesmos. Uma vez que o cancro do pâncreas causa frequentemente dor quando atinge estes nervos, este método pode reduzir ou eliminar a dor causada pelo cancro.

- ✓ Por vezes, a extremidade que liga o estômago ao duodeno também é cortada durante a cirurgia e reinserida numa parte do intestino delgado inferior. Isto é conhecido como bypass gástrico. O bypass gástrico é efectuado. Porque, com o tempo, o cancro do pâncreas pode crescer o suficiente para bloquear o duodeno, o que pode causar dor e vómitos, e muitas vezes requer uma cirurgia imediata. Por vezes, o bypass do duodeno antes de isto acontecer pode ajudar a evitar esta situação.
- ✓ No entanto, a cirurgia de bypass ao cancro do pâncreas pode ser um procedimento complicado. Por isso, é importante que seja suficientemente saudável para a tolerar e que discuta os possíveis benefícios e riscos com o seu médico antes de se submeter à cirurgia.

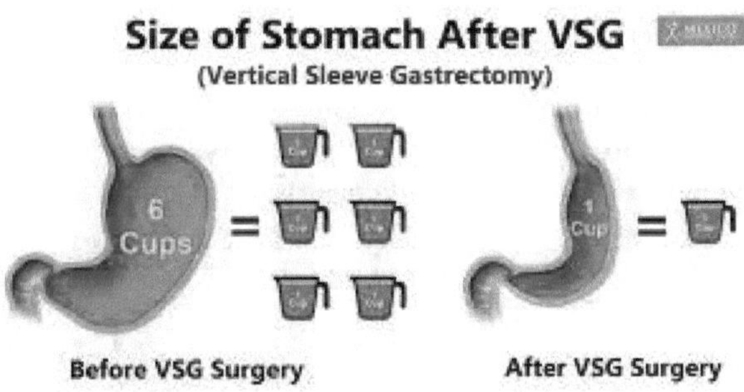

Figura 13. O que é a cirurgia VSG?

De que depende o tipo de cirurgia do cancro do pâncreas?

O tipo de cirurgia necessária para o cancro do pâncreas depende da localização do tumor pancreático. Os doentes cujo tumor está localizado na cabeça do pâncreas necessitam de duodenopancreatectomia cefálica ou cirurgia de Whipple. Trata-se de uma técnica que implica a remoção da cabeça do pâncreas, do duodeno, da vesícula biliar e da via biliar distal, bem como a remoção de todos os gânglios linfáticos da zona.

Pelo contrário, se a localização do tumor for o corpo ou a cauda do pâncreas, a intervenção inclui a remoção da cauda do corpo do pâncreas, do baço, bem como dos gânglios linfáticos regionais. Naturalmente, há factores que não podem ser controlados no momento da cirurgia, como o possível envolvimento microscópico do cancro do pâncreas. O relatório definitivo da análise do segmento cirúrgico refere a presença de factores de mau prognóstico, como o envolvimento de gânglios linfáticos, nervos e vasos sanguíneos microscópicos ou o envolvimento das margens cirúrgicas pelo tumor.

Procedimentos cirúrgicos do cancro do pâncreas

1- Cirurgia aberta do cancro do pâncreas durante um procedimento aberto: o cirurgião faz uma incisão no abdómen para aceder ao pâncreas. Esta é a abordagem mais comum e foram efectuados muitos estudos sobre a mesma.

2- Cirurgia laparoscópica: Durante a cirurgia laparoscópica, o cirurgião faz várias incisões menores no abdómen e insere um instrumento especial, como uma câmara que transmite o filme para um monitor na sala de operações. O cirurgião olha para o monitor para guiar os instrumentos cirúrgicos durante o procedimento de Whipple. A cirurgia laparoscópica é uma cirurgia minimamente invasiva do cancro do pâncreas.

3- Cirurgia robótica: A cirurgia robótica é um tipo de cirurgia minimamente invasiva em que os instrumentos cirúrgicos estão ligados a um dispositivo mecânico. O cirurgião senta-se numa consola próxima e utiliza controlos manuais para dirigir o robô. Um robô cirúrgico pode utilizar ferramentas em espaços muito pequenos e em cantos onde as mãos humanas são demasiado grandes para trabalhar eficazmente.

4- Cirurgia minimamente invasiva: Tem vantagens como uma menor perda de sangue e uma recuperação mais rápida em pessoas sem complicações, mas também demora mais tempo, o que pode ser muito duro para o corpo do doente. Por vezes, um procedimento pode começar com uma cirurgia minimamente invasiva, mas complicações ou dificuldades técnicas obrigam o cirurgião a fazer uma incisão aberta para completar o procedimento.

O que é o balão gástrico?

O balão gástrico é um dos tipos de cirurgia de emagrecimento que é colocado no interior do estômago e ocupa cerca de um terço do volume do estômago. Isto significa que o doente precisa de menos comida para se sentir cheio. Este facto provoca a perda de peso nos doentes. Porque a quantidade de comida consumida por eles diminui com o tempo. A colocação de um balão no interior do estômago não requer cirurgia. Normalmente, o balão gástrico permanece no interior do estômago durante 6 a 12 meses e, durante este período, provoca uma perda de peso de 10 a 30 kg. No entanto, o ácido gástrico danifica o material do balão ao longo do tempo, pelo que este não pode permanecer no interior do estômago para sempre.

É melhor o balão gástrico ou a manga gástrica?

A resposta a esta pergunta depende do que realmente pretende e das circunstâncias em que se encontra. Se só quer perder um pouco de peso e não quer ir à faca, o balão gástrico é melhor para si, mas se tem excesso de peso e quer perder muito peso, a manga gástrica terá um melhor resultado. A operação com balão gástrico ajudá-lo-á a atingir os seus objectivos de perda de peso a longo prazo.

Quais são os benefícios da banda gástrica?

Esta cirurgia é efectuada com pouco risco e existe uma pequena possibilidade de lesão do estômago. A banda gástrica é um procedimento reversível e a banda é retirada sempre que a pessoa sentir que não precisa dela ou que o procedimento a incomoda.

Quais são as desvantagens do anel gástrico?

O local da cirurgia pode ficar infetado, doloroso ou a ferida pode não cicatrizar. Por vezes, outros órgãos podem ser danificados durante a cirurgia. Alguns dos órgãos que são danificados por esta cirurgia incluem: baço e intestino. Também é possível que, como resultado desta cirurgia, uma pessoa sofra de trombose venosa e embolia pulmonar, que podem ser muito perigosas e até mesmo fatais. Se o cirurgião não tiver colocado o anel na posição correta, a pessoa tem de ser novamente operada.

Quais são os tipos de balões gástricos?

Todos os tipos de balões gástricos entram no estômago através da boca com a ajuda de um tubo e são colocados num determinado local do estômago. Normalmente, os balões permanecem no estômago durante 6 meses. O prolongamento deste período pode provocar úlceras gástricas. Se o balão rebentar, não se nota e só é possível verificar o estado do balão através de radiografia ou ecografia. Os tipos de balões gástricos podem ser classificados de várias formas:

Classificação da colocação de balões no estômago com base no material de enchimento	Classificação dos balões gástricos com base na capacidade de ajustar o volume

balão gástrico líquido (400 a 500 ml de líquido de cor salina)	Balões de volume fixo
Balão gástrico (500 a 750 ml de ar)	Balões ajustáveis

Quem pode utilizar o balão gástrico?

O balão gástrico é um método não cirúrgico eficaz para os pacientes que têm dificuldade com outros métodos de perda de peso. No entanto, este método não é adequado para toda a gente. O balão é adequado para doentes que planearam alterações a longo prazo na sua dieta e estilo de vida. O doente deve comprometer-se a ter uma dieta especial e controlada enquanto tiver o balão no estômago e após a sua remoção. Em geral, pode dizer-se que os candidatos ideais para este balão gástrico são pessoas que têm um índice de massa corporal (IMC) entre 27 e 35.

É possível que os doentes com IMC elevado possam ser candidatos adequados ao balão gástrico em caso de doenças relacionadas com a obesidade. Em geral, o balão gástrico é adequado para as seguintes pessoas

- ✓ As pessoas que necessitam de perder peso antes de efetuar outros procedimentos de emagrecimento. Isto ajuda a reduzir o risco de cirurgia.
- ✓ As pessoas que pretendem utilizar métodos não cirúrgicos para perder peso.
- ✓ Quem procura um método de perda de peso reversível.
- ✓ Pessoas que pretendem submeter-se a um tratamento minimamente invasivo que pode ser efectuado com muito poucas interrupções na sua vida quotidiana.
- ✓ Os candidatos ideais para este balão gástrico são pessoas que têm um índice de massa corporal (IMC) entre 27 e 35.

Quais são os benefícios do balão gástrico para a perda de peso?

O balão gástrico ajuda as pessoas a conseguir uma perda de peso duradoura. Esta perda de peso tem vários benefícios, incluindo:

- ✓ Aumentar a auto-confiança.
- ✓ Melhor humor.
- ✓ Nível de energia mais elevado.
- ✓ Melhor e mais fácil mobilidade.
- ✓ Reduzir o risco de doenças relacionadas com a obesidade, como a diabetes tipo 2, as doenças cardíacas, a hipertensão arterial, a apneia do sono e outras doenças.

Como é efectuada a cirurgia do balão gástrico?

A operação com balão gástrico, como qualquer outra operação, tem etapas e procedimentos a efetuar. O gastroenterologista explicar-lhe-á essas etapas durante a consulta. No caso da operação com balão gástrico, é necessário passar por estas etapas:

- ❖ **Obtenção do consentimento do paciente:** antes de efetuar a cirurgia do balão gástrico, o paciente deve assinar o formulário de consentimento.
- ❖ **Anestesia e anestesia local:** A anestesia local é normalmente utilizada para efetuar a cirurgia do balão gástrico. Para além disso, o anestesista prescreve medicamentos que fazem com que o doente se sinta mais confortável. Assim que o doente estiver sob anestesia, o cirurgião pode iniciar o procedimento do balão gástrico.
- ❖ **Colocação do balão gástrico:** embora o tipo de balão selecionado possa ser diferente, o método de colocação no estômago é o mesmo. O balão entra no tubo digestivo e no estômago através da boca. Para o efeito, um tubo flexível é ligado a um balão esvaziado e colocado

no interior da boca. Existe uma câmara muito pequena na extremidade do tubo que permite ao cirurgião guiar o tubo. O cirurgião guia o tubo gradualmente ao longo do esófago até chegar ao estômago. É aplicado um spray especial na parte posterior da garganta para facilitar este procedimento. Depois de a sonda ser introduzida no estômago, é enchida com soro fisiológico ou ar. Em seguida, o cirurgião retira a sonda do interior do estômago e da boca e a operação termina. Todo este processo demora cerca de 15 a 20 minutos.

- **Orientação para o departamento de recuperação:** Após a operação, o doente é transferido para a sala de recobro. Durante o tempo em que o doente está na sala de recobro, a equipa médica monitoriza-o e certifica-se de que não sente dores. A garganta do doente pode estar dormente e dorida e sentir-se um pouco confuso. Normalmente, o doente pode ir para casa no mesmo dia da operação.

O que acontece depois da cirurgia do balão gástrico?

O balão gástrico é minimamente invasivo e tem o período de recuperação mais curto entre os procedimentos de emagrecimento. Por conseguinte, o paciente regressa rapidamente à sua vida normal. Após a colocação do balão no estômago, pode sentir sintomas comuns. Estes sintomas incluem:

- ✓ Desequilíbrio.
- ✓ Náuseas.
- ✓ Dores de estômago.
- ✓ Vómitos.

Os sintomas melhoram nos primeiros dias. No entanto, em casos raros, o estômago pode não conseguir adaptar-se ao balão e, consequentemente, os sintomas podem agravar-se. Neste caso, o cirurgião terá de retirar o balão do estômago.

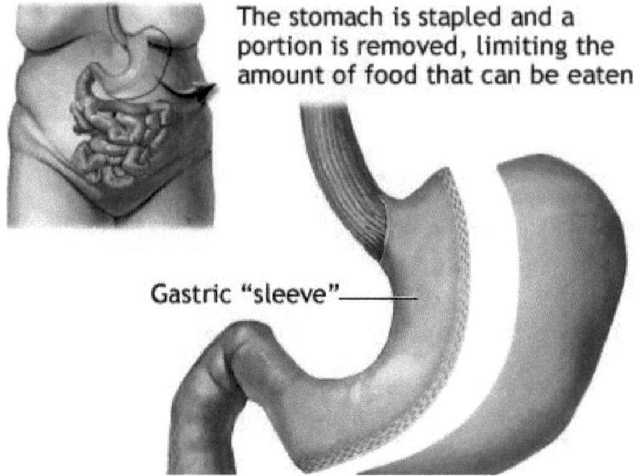

Figura 14. Gastrectomia vertical em manga Informações

O que devemos comer depois do balão gástrico?

Quando se é operado ao balão gástrico, é necessário seguir uma dieta especial. Nos primeiros dias após a operação, só pode comer alimentos líquidos. Após alguns dias, o gastroenterologista adicionará alimentos em puré e, finalmente, alimentos sólidos à sua dieta. O gastroenterologista e o nutricionista darão as orientações necessárias relativamente às melhores dietas de emagrecimento rápido durante a sessão de consulta em e nas visitas subsequentes. Se o paciente comer mais do que deve, pode sentir desconforto, vómitos e refluxo gástrico. Por isso, após a cirurgia do balão gástrico, siga cuidadosamente as orientações do gastroenterologista e do nutricionista.

Exercício após a colocação de um balão gástrico

Após uma semana, para que o balão gástrico seja eficaz, deve poder voltar a fazer exercício. Em média, as pessoas que utilizam um balão gástrico perdem mais peso após a atividade física do que as outras pessoas. As pessoas que utilizam um balão gástrico perdem mais peso após a atividade física do que as outras pessoas.

Quais são os riscos e as complicações da cirurgia do balão gástrico?

Qualquer procedimento de perda de peso tem riscos e complicações potenciais. Antes de decidir efetuar a cirurgia do balão gástrico, é necessário familiarizar-se com os seus riscos. Durante a consulta, o gastroenterologista fala em pormenor com o paciente sobre estes riscos e complicações. Além disso, o cirurgião relembra o paciente destes riscos antes de assinar o formulário de consentimento.

- **Náuseas e vómitos:** Nos primeiros dias após a operação, é muito provável que o doente sinta náuseas. Para além disso, pode sentir desconforto no estômago. Isto deve-se ao facto de ser necessário algum tempo para que o estômago se habitue a ter menos espaço. Com o tempo, estes problemas desaparecem geralmente. No entanto, as náuseas não melhoram com o tempo. Nestes casos, o esvaziamento e a remoção do balão ajudam a melhorar as náuseas e são sugeridos ao doente outros procedimentos de perda de peso.
- **Dor no abdómen e nas costas:** em alguns casos, o balão faz com que o doente sinta um estiramento no estômago. Isto pode causar dores difíceis de identificar. Como resultado, o doente pode sentir dores no abdómen ou nas costas e não conseguir determinar a sua localização exacta. Este problema é resolvido com o passar do tempo e ao mesmo tempo que o estômago tenta adaptar-se à nova situação.

- **Indigestão:** Quando o balão é colocado no estômago do doente, este não consegue comer tanto como antes. Isto acontece porque o estômago já não tem muito espaço. O gastroenterologista explica em pormenor os alimentos que se podem comer após a operação. No entanto, é necessário algum tempo para que o doente se habitue à sua nova dieta. Como resultado, o doente pode sentir que comeu mais do que o estômago pode tolerar. Isto pode levar a vómitos e indigestão. O gastroenterologista pode prescrever medicamentos anti-refluxo para ajudar a resolver o problema de refluxo gastro-intestinal do doente. Um dos efeitos secundários do balão gástrico é a indigestão.
- **Rutura do balão gástrico:** após a colocação do balão no estômago, o balão é enchido com água salgada. Em casos raros, o balão pode encher demasiado. Por conseguinte, o balão pode romper-se no interior do estômago. Em caso de rutura, o balão é excretado naturalmente através do intestino grosso. Se tiver dores fortes ou sentir que o balão rebentou, contacte imediatamente o seu gastroenterologista.
- **Ferida ou lesão durante a colocação e remoção do balão:** O cirurgião utiliza um tubo comprido com uma câmara ligada à extremidade para colocar o balão no estômago. O tubo entra pela boca e chega ao estômago depois de passar pelo esófago. Para retirar o balão, o tubo é novamente introduzido no estômago e, em seguida, o balão é esvaziado. Em seguida, com o mesmo tubo, o balão é retirado através do esófago e da boca. Em alguns casos, este processo pode provocar lesões na boca ou no esófago, resultando em hemorragia, dor ou desconforto.
- **Infeção interna:** a infeção é um risco que pode ocorrer após qualquer operação. A utilização de ferramentas e equipamento

esterilizados ajuda a reduzir o risco de infeção. No entanto, pode acontecer na mesma. Os sintomas de infeção incluem:

- ✓ Vómitos.
- ✓ Diarreia.
- ✓ Febre.
- ✓ Dores incontroláveis com analgésicos.

Que problemas é que o balão gástrico não resolve?

Nas sessões de consulta com o gastroenterologista, explique cuidadosamente ao médico o objetivo desta operação e os seus desejos. O médico apresentar-lhe-á a melhor forma de perder peso com base no seu estado físico e de saúde e nos seus desejos. Em geral, não é correto utilizar o método do balão gástrico nos seguintes casos

- ❖ **O balão gástrico não tem qualquer efeito na alteração dos maus hábitos alimentares anteriores:** O balão gástrico serve para que o paciente se sinta saciado mais rapidamente. Cabe-lhe a si alterar a sua dieta e os alimentos que ingere. Por conseguinte, se o problema estiver na sua alimentação, é preferível consultar um nutricionista.
- ❖ **O balão gástrico não conduz a uma perda de peso rápida:** O balão gástrico é um método não cirúrgico com um período de recuperação muito curto, pelo que é um método muito bom. No entanto, os resultados deste método necessitam de mais tempo do que outros procedimentos de emagrecimento. Por conseguinte, se o seu objetivo é perder muito peso num curto espaço de tempo, o balão gástrico não é o método adequado para si. Os dados mostram que o balão gástrico pode reduzir 30% do excesso de peso nos primeiros 6 meses. Isto significa que pode esperar uma perda de peso de 10 a 30 kg durante este período. No entanto, é importante notar que outros procedimentos de emagrecimento levam a uma

maior perda de peso. Por isso, nos casos em que o IMC do paciente é superior a 35, o gastroenterologista pode sugerir outro procedimento de emagrecimento.

- **As alterações resultantes da operação do balão gástrico não são permanentes:** o balão gástrico só pode permanecer no estômago durante cerca de 6 meses. Isto deve-se ao facto de o ácido gástrico poder corroer lentamente o material que compõe o balão. Neste método, o paciente deve efetuar outra operação para retirar o balão. Se outras operações de emagrecimento, como o bypass gástrico ou a manga gástrica, forem permanentes e não precisarem de ser repetidas.

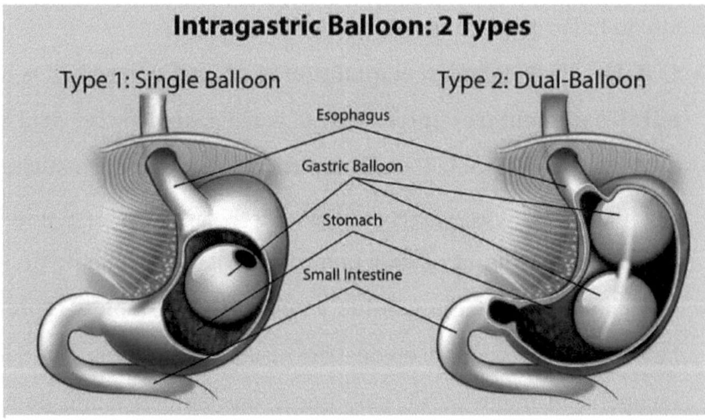

Figura 15. Balão intragástrico Uma opção não cirúrgica para perda de peso

O que é o nervo vago?

O nervo vago, também conhecido como nervo vago, transporta sinais entre o cérebro, o coração, os pulmões e o sistema digestivo. Este nervo desempenha um papel em várias funções corporais, como o ritmo cardíaco, a fala, a transpiração, a digestão e o reflexo laríngeo. Novos estudos mostram também que alguns dos sintomas persistentes da COVID-19, incluindo problemas de voz persistentes, dificuldade em engolir, tonturas, tensão arterial baixa e ritmo cardíaco elevado, podem estar relacionados com o efeito do vírus no nervo vago.

O papel do nervo vago no sistema nervoso

O nervo vago é o nervo craniano mais longo e mais complexo. Tem origem no tronco cerebral e vai de ambos os lados do pescoço até ao peito e ao abdómen. Este nervo transporta informações motoras e sensoriais e está ligado ao coração, aos principais vasos sanguíneos, aos pulmões, ao estômago, ao esófago e aos intestinos.

O nervo vago é o maior componente do nosso sistema nervoso parassimpático, que equilibra as nossas respostas de medo, fuga e luta. 73% das pessoas com medo de falar em público estão muito familiarizadas com o que acontece quando cortam o nervo vago. Aperto na garganta, palmas das mãos suadas, aumento da frequência cardíaca, respiração superficial e agitação do estômago são o resultado da redução da função do nervo vago.

Perturbações relacionadas com o nervo vago

Como o nervo vago é muito longo, qualquer lesão pode afetar muitas áreas. Os possíveis sintomas de lesão do nervo podem incluir os seguintes:

- ✓ Perda ou alteração da voz.
- ✓ Perda do reflexo laríngeo.
- ✓ Dificuldade em engolir ou falar.
- ✓ Batimento cardíaco lento.
- ✓ tensão arterial baixa
- ✓ Náuseas ou vómitos.
- ✓ Dor abdominal.

Os sintomas e condições específicos podem depender da parte do nervo que é afetada. No entanto, o nervo vago está associado a uma vasta gama de perturbações. O nervo vago também está associado a convulsões, arritmias cardíacas, saúde das cordas vocais, ansiedade, depressão e muito mais. Por vezes, os neurocirurgiões implantam um estimulador do nervo vago para tratar crises epilépticas. Isto também é feito para algumas dores crónicas e depressão.

Gastroparesia

A lesão do nervo vago pode causar uma doença chamada gastroparesia. Isto acontece quando o estômago não consegue esvaziar o seu conteúdo de alimentos normalmente. Nos casos de gastroparesia, o nervo vago é danificado pela diabetes, o que impede o funcionamento correto do estômago e dos músculos intestinais. Os sintomas podem incluir azia, vómitos, náuseas e sensação de estar cheio quando come.

Síncope vasovagal

O nervo vago estimula determinados músculos do coração para ajudar a abrandar o ritmo cardíaco, mas quando reage de forma exagerada, pode provocar um ritmo cardíaco lento e uma tensão arterial que leva a desmaios. A síncope vasovagal ocorre quando o nervo cardíaco reage a determinadas situações, como a ansiedade, a fome, a dor, o stress e o calor extremo.

Conexão vagal com o coronavírus

Investigações recentes mostram que os sintomas a longo prazo do coronavírus reflectem o mau funcionamento do nervo vago. A covid a longo prazo pode afetar até 15% das pessoas que sobrevivem à infeção. Alguns podem sentir fadiga, dores musculares e problemas cognitivos meses ou mesmo anos depois. Os investigadores realizaram recentemente um estudo para investigar a função do nervo vago em pacientes com covid prolongada.

Descobriram que a maioria das pessoas com covid-19 de longa duração com sintomas de disfunção do nervo vago apresentava uma vasta gama de alterações estruturais ou funcionais significativas relacionadas com o nervo vago, incluindo espessamento do nervo, dificuldade em engolir e sintomas de perturbações respiratórias. Ser fisicamente ativo, ter uma dieta saudável e gerir doenças como a diabetes e a hipertensão arterial podem ajudar a proteger o nervo vago. Se tiver dores abdominais, refluxo ácido, desmaios ou outros sintomas, fale com o seu profissional de saúde.

Como é que o nervo vago é estimulado?

A estimulação do nervo vago (VNS) utiliza impulsos eléctricos para estimular o nervo vago esquerdo. Este tratamento está aprovado pela Food and Drug Administration (FDA) para tratar algumas formas de epilepsia, bem como a depressão. Para tratar o VNS, os profissionais de saúde implantam um pequeno dispositivo no peito, sob a pele. Este dispositivo pode enviar sinais eléctricos suaves e indolores para o cérebro através do nervo vago esquerdo. Estes impulsos podem acalmar a atividade eléctrica irregular no cérebro.

Como é que a estimulação do nervo vago actua para prevenir as convulsões?

A estimulação eléctrica do nervo vago tem sido eficaz na redução das convulsões na epilepsia refractária, bem como na redução dos sintomas depressivos em doentes com perturbações depressivas resistentes ao tratamento. A estimulação do nervo vago também pode ser útil na obesidade e nas doenças inflamatórias crónicas. Outras formas de estimular o nervo vago incluem:

- ✓ Imersão e exposição a água fria.
- ✓ Sussurrando e cantando.
- ✓ Meditação e atenção plena.
- ✓ Respiração profunda e lenta.
- ✓ Exercício.
- ✓ Massagem dos pés.
- ✓ Exercícios de respiração.

Os exercícios de respiração também podem ajudar se a respiração for feita corretamente e este é um grande problema. Porque muitas pessoas não têm uma mecânica de respiração adequada para apoiar a função saudável do nervo vago. Na maioria das vezes, as pessoas respiram de uma forma que apoia um estado crónico de luta e fuga.

Ansiedade do nervo vago e seu papel nas condições humanas

Foi demonstrado que o nervo vago desempenha um papel em vários problemas de saúde. Eis alguns exemplos:

1- Depressão e ansiedade: Estudos demonstraram que a estimulação VG pode ajudar a reduzir os sintomas de depressão e ansiedade. A estimulação do nervo vago (VNS) é um tratamento que envolve a utilização de um dispositivo implantado para estimular o nervo e foi aprovado pela FDA como tratamento para a depressão resistente ao tratamento.

2- Inflamação VG: Tem propriedades anti-inflamatórias e pode ajudar a regular a resposta imunitária. Estudos demonstraram que a estimulação do VG pode reduzir a inflamação no corpo que está envolvida em várias doenças crónicas como a artrite, a asma e a doença de Crohn.

3- Doenças auto-imunes: Há cada vez mais provas de que os GV desempenham um papel nas doenças auto-imunes, como a artrite reumatoide e a esclerose múltipla. Foi demonstrado que a estimulação do VG reduz a inflamação e a atividade da doença em modelos animais destas doenças.

4- Eixo intestino-cérebro: A VG desempenha um papel importante na comunicação entre o cérebro e o microbioma intestinal. O microbioma intestinal é um ecossistema complexo de microrganismos que desempenham um papel importante na saúde e na doença. Estudos demonstraram que o VG desempenha um papel na regulação da composição do microbioma intestinal, o que pode ter efeitos de grande alcance na saúde geral.

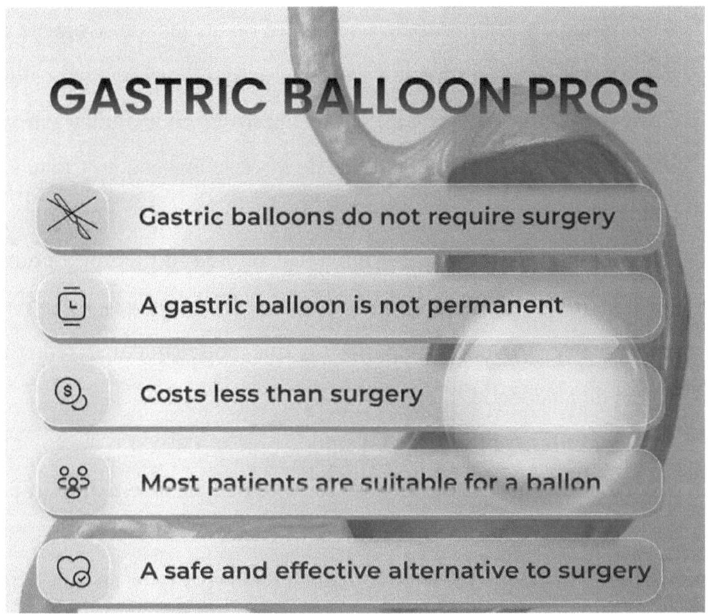

Figura 16. Prós e Contras do Balão Gástrico, Atingir os Objectivos de Perda de Peso

Como ativar o nervo vago?

Eis algumas dicas sobre como ativar o VG para reduzir a ansiedade:

- Respiração **profunda:** A respiração lenta e diafragmática pode ajudar a estimular o VG, o que pode ajudar a reduzir a sensação de ansiedade. Inspire lentamente pelo nariz, deixe a barriga expandir-se e depois expire lentamente pela boca.

- **Contemplação:** Foi demonstrado que a meditação ativa a atenção plena VG, o que pode reduzir o stress e a ansiedade. Encontre um lugar calmo, sente-se confortavelmente e concentre-se na sua respiração, permitindo que os seus pensamentos passem por si sem julgamento.
- **Exposição ao frio:** A exposição a água fria ou a um duche frio pode estimular o nervo vago e ativar o sistema nervoso parassimpático, o que pode ajudar a reduzir a sensação de ansiedade. Comece com exposições curtas e aumente gradualmente o tempo e a intensidade.
- **Cantar ou cantarolar:** Cantar ou cantarolar pode ajudar a ativar o VG, o que pode reduzir os níveis de stress e ansiedade. Cante a sua canção favorita ou cantarole para si próprio.
- **Massagem:** massajar determinados pontos do corpo, como o pescoço ou as orelhas, pode estimular o nervo vago e ativar o sistema nervoso parassimpático, o que pode ajudar a reduzir os níveis de ansiedade.
- **Austeridade:** A prática de ioga pode ajudar a ativar o nervo vago e a reduzir os níveis de ansiedade. Concentre-se em movimentos lentos e conscientes e na respiração.
- **Rir:** Está provado que o riso estimula o nervo vago e ativa o sistema nervoso parassimpático, o que pode ajudar a reduzir os níveis de ansiedade. Veja um filme engraçado ou passe tempo com amigos que o façam rir.

Quais são os sintomas dos problemas de VG?

O VG desempenha um papel vital no funcionamento de vários sistemas do corpo, incluindo o coração, os pulmões e o sistema digestivo. Se houver problemas com o nervo vago, este pode afetar estes sistemas e provocar vários sintomas. Alguns sintomas de problemas do nervo vago incluem:

- **Gastroparesia:** Esta é uma doença em que o estômago não consegue esvaziar corretamente o seu conteúdo devido a lesões nervosas. Os sintomas podem incluir náuseas, vómitos, inchaço e dor abdominal.
- **Desmaio ou síncope:** Se o nervo vago não funcionar corretamente, pode causar uma queda súbita do ritmo cardíaco e da pressão arterial e provocar desmaios ou síncope.
- **Arritmias cardíacas:** O nervo vago ajuda a regular a frequência e o ritmo cardíacos. Se o nervo for danificado, pode causar arritmias cardíacas, como bradicardia (batimento cardíaco lento) ou taquicardia (batimento cardíaco rápido).
- **Problemas respiratórios:** O nervo vago também desempenha um papel na regulação da respiração. A lesão do nervo pode causar problemas respiratórios, como falta de ar ou dificuldade em respirar.
- **Arrotar ou engasgar-se:** O nervo vago ajuda a controlar os músculos da garganta que estão envolvidos na deglutição. A lesão do nervo pode causar bloqueio ou engasgamento ao comer ou beber.
- **Alterações da voz:** O nervo vago também desempenha um papel no controlo dos músculos envolvidos na fala. A lesão do nervo pode causar alterações na voz, como rouquidão ou fraqueza.

Capítulo III

Nutrição, obesidade e genética

Plano de dieta para ganhar peso

Um plano alimentar adequado para ganhar peso é um plano que não só se preocupa com a sua saúde, como também o pode fazer ganhar peso, revendo e seguindo os métodos básicos. Pode estar à procura de um plano de refeições para ganhar peso numa semana ou à procura de um plano de dieta gratuito para ganhar peso em websites, mas o que precisamos de saber sobre a dieta da obesidade é que engordar é mais importante do que perder peso. Leva a mesma quantidade de tempo. Ou seja, se quiser perder um certo peso e ganhar a mesma quantidade de peso, precisa de mais tempo para aumentar o seu peso.

Por isso, para ganhar peso rapidamente num mês ou numa semana, muitas vezes não se consegue atingir o resultado desejado. Se quiser manter o seu peso constante, deve calcular o seu peso e consumir 30 calorias por quilograma de peso por dia. Neste caso, o seu metabolismo está equilibrado e o seu peso não aumenta nem diminui.

Se consumir menos do que esta quantidade, o seu peso diminuirá e se consumir mais do que esta quantidade e adicionar mais calorias ao seu corpo, o seu peso aumentará. No entanto, é necessário seguir alguns pontos a este respeito. Porque consumir esta quantidade de calorias para engordar também depende do tipo de alimento. Por exemplo, 500 calorias de tâmaras têm mais efeito no aumento de peso do que 500 calorias de peito de frango.

Que alimentos engordam rapidamente?

Pode incluir os alimentos que apresentamos abaixo na sua dieta para aumentar o seu peso e ver as mudanças.

- **Ovos:** Um dos alimentos mais importantes que pode ter numa dieta de ganho de peso são os ovos. Os ovos têm cerca de 70 calorias e fornecem muita gordura e hidratos de carbono ao corpo. Também contém ácidos gordos ómega 3, que têm um grande impacto na saúde das pessoas.

- **Manteiga de amendoim:** A manteiga de amendoim contém muitas calorias e cada colher de sopa tem cerca de 94 calorias. Além disso, a manteiga de amendoim tem gordura e menos proteínas e hidratos de carbono. Uma das boas caraterísticas deste alimento é que pode ser misturado com outros alimentos e consumido ao longo do dia como um lanche.
- **Carne gorda:** Algumas partes diferentes da carne têm mais gordura. Por exemplo, a coxa de frango tem mais gordura do que o peito de frango.
- **Feijão:** O feijão é uma das leguminosas que contém uma grande quantidade de proteínas, calorias, hidratos de carbono, bem como fibras, e é importante para ser utilizado numa dieta adequada de ganho de peso. Pode utilizar diferentes tipos de feijão para preparar diferentes pratos.
- **Legumes e frutas:** É interessante saber que alguns tipos de legumes que contêm muito amido, como as batatas, as ervilhas e o milho, não só ajudam a saúde do seu corpo e o melhor funcionamento do sistema digestivo, como também contêm muitos hidratos de carbono. E, consequentemente, também ajudam a engordar. Além disso, alguns frutos, especialmente os frutos secos, podem ser um dos componentes de um plano alimentar adequado para o aumento de peso. Por isso, se está à procura de um plano alimentar para ganhar peso, coma frutos como as tâmaras, que contêm um elevado teor de hidratos de carbono.
- **Cereais integrais:** Este material contém uma grande quantidade de hidratos de carbono, que não só são uma boa fonte de fibras, minerais e vitaminas, como também podem ajudar a ganhar peso.

- **Óleo e gordura saudável:** Embora não seja recomendável consumir gorduras em grandes quantidades, mas, em geral, o consumo de gorduras é necessário para o organismo e, se utilizarmos gorduras saudáveis como o azeite, o óleo de coco, o óleo de linhaça, o óleo de canola e o óleo de amêndoa, não só satisfazemos as necessidades do organismo em relação a estas substâncias, como também nos ajudam a ganhar peso.
- **Leite gordo:** O leite gordo, juntamente com propriedades e nutrientes como o cálcio e as proteínas, tem uma quantidade elevada de calorias e cada copo contém cerca de 150 calorias. Por isso, pode ser muito adequado para o aumento de peso e, ao mesmo tempo, afetar a construção muscular.
- **Nozes:** As nozes, ou castanhas, são ricas em nutrientes e também contêm muitas calorias. Estas substâncias podem ser muito eficazes, especialmente para as crianças que não gostam de comer uma grande quantidade de alimentos, mas apreciam o sabor dos miolos e, ao mesmo tempo, fornecem substâncias como magnésio, cálcio e vitamina E para os seus corpos.
- **10-Rice:** Outro alimento adequado para o aumento de peso é o arroz. O arroz é facilmente incluído nas refeições e o seu consumo regular pode compensar a perda de peso. Para ganhar peso com o arroz, pode preparar um pouco de arroz e guardá-lo no frigorífico, de modo a poder comê-lo sempre que sentir fome durante o dia. Felizmente, a preparação do arroz é fácil e não requer muito tempo, pelo que pode preparar arroz para todas as refeições.
- **Alimentos ricos em amido:** as fontes de alimentos ricos em amido são a resposta correta à questão de saber quais os alimentos que engordam rapidamente. As batatas doces têm muito amido e podem ser facilmente adicionadas à dieta diária. Algumas raízes de

inverno, como os nabos e as nabiças, também têm muito amido. Adicione estas fontes alimentares à sua dieta diária, para ganhar peso num curto espaço de tempo.

- **Peixe fresco:** O plano de dieta para ganhar peso é saudável e nutritivo se incluir refeições nutritivas como o peixe. Atenção, é preferível utilizar peixe fresco nas refeições. Porque o peixe enlatado contém conservantes, sal e uma grande quantidade de gordura, que são prejudiciais para a saúde do corpo. Se é uma daquelas pessoas que não gosta do sabor do peixe, a boa notícia é que o peixe é uma das espécies aquáticas que tem uma grande variedade. Assim, pode experimentar diferentes tipos de peixe e ter a certeza de que vai gostar de pelo menos um tipo de entre esta variedade.
- **Frutos secos:** a dieta para engordar deve incluir frutos secos. Os frutos secos têm mais calorias, mas também são nutritivos e úteis. Se comer frutos secos como lanche, ganhará peso por consumir demasiadas calorias desta fonte alimentar. Existem frutos secos prontos a consumir no mercado, mas para ter mais garantias de saúde, pode facilmente comprar os seus frutos preferidos e secá-los em casa da forma tradicional ou utilizando um secador de fruta.
- **Queijo:** Outra resposta à questão dos alimentos que engordam rapidamente é o queijo. É comum comer-se queijo ao pequeno-almoço e ao jantar. Curiosamente, este nutritivo alimento lácteo tem efeitos significativos sobre o excesso de peso e a obesidade. O queijo é um dos alimentos proteicos para a obesidade. É preferível utilizar queijos saudáveis e com pouco sal, como o queijo azul, a mozzarella, o gouda, etc. Além de comer queijo ao pequeno-almoço e ao jantar, noutras refeições, pode colocar a quantidade certa de queijo no seu prato, para que entrem mais calorias no seu corpo.

- **Iogurte:** O iogurte é também uma fonte adequada para fornecer as calorias necessárias ao organismo. A vantagem do iogurte em comparação com outras fontes de alimentos altamente calóricos é que o iogurte é líquido e é mais fácil consumir alimentos líquidos do que alimentos sólidos. Pode comer algumas colheres de iogurte ao longo do dia. O melhor iogurte para adicionar à sua dieta de perda de peso é o iogurte grego. Para além do elevado teor de proteínas, este tipo de iogurte está repleto de gorduras saudáveis e o seu consumo diário não conduz à obesidade.
- **Massa:** Uma das melhores formas de ganhar peso é aumentar o apetite, para que se possa receber mais calorias diariamente. Uma das melhores formas de aumentar o apetite é utilizar uma variedade de alimentos como as massas. Para além de ser deliciosa e diversificada, a massa pode ajudá-lo a ganhar peso devido ao seu elevado teor calórico.

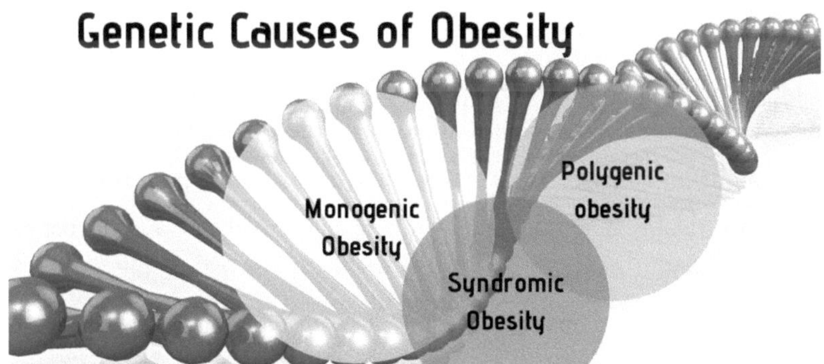

Figura 17. Obesidade e genética

Dicas para ganhar peso

Para ganhar peso e alcançar um corpo ideal, para além de utilizar alimentos proteicos para a obesidade, preste atenção aos pontos explicados abaixo.

- **Aumentar a ingestão de calorias:** Uma das dicas mais importantes para ganhar peso é prestar atenção à quantidade de calorias ingeridas diariamente. Por outras palavras, ingerir mais calorias do que as que o corpo necessita irá provocar um aumento de peso. Se quiser que o seu aumento de peso aconteça lentamente, consuma mais 300 a 500 calorias do que as necessidades do seu corpo por dia. Se pretende ganhar peso num curto período de tempo, a sua ingestão diária de calorias deve ser 700 a 1000 calorias superior às necessidades diárias do seu corpo. Também pode obter esta quantidade de calorias a partir de diferentes fontes alimentares e frutos secos.
- **Aumentar o consumo de alimentos ricos em proteínas:** a utilização de fontes alimentares ricas em proteínas, para além de garantir a saúde, também provoca o aumento de peso. A investigação realizada neste domínio mostra os efeitos surpreendentes das fontes alimentares proteicas na obesidade e no aumento de peso. As fontes alimentares ricas em proteínas, como os produtos lácteos, ajudam também a desenvolver e a fortalecer os músculos e o esqueleto do corpo.
- **Aumentar o consumo de hidratos de carbono e gorduras:** a maioria das dietas de perda de peso limita a ingestão diária de hidratos de carbono e gorduras. Esta postura pode ajudá-lo a ganhar peso. Utilize alimentos ricos em gordura e hidratos de carbono nas refeições principais.
- **Aumentar o consumo de alimentos ricos em energia:** Os alimentos integrais, tais como frutas, legumes, grãos e leguminosas,

têm uma elevada energia e é melhor substituir estes alimentos por alimentos não saudáveis. Utilizar condimentos e molhos nas refeições, para que a ingestão de calorias aumente. Por outro lado, os condimentos e os molhos ajudam a tornar a comida mais saborosa e, de alguma forma, aumentam o apetite.

Quanto tempo demora a ganhar peso

Se ingerir mais 500 calorias do que o seu corpo necessita por dia, demora cerca de 6 meses a ganhar 7 kg de peso. Se ingerir mais 1000 calorias do que as suas necessidades diárias, ganhará cerca de 11 kg em 6 meses.

Por conseguinte, a quantidade de peso que ganha em 6 meses está diretamente relacionada com a quantidade de calorias que ingere em excesso. Relativamente ao aumento de peso, tenha em atenção que o consumo de alguns alimentos pode provocar a acumulação de gordura na zona abdominal. Para evitar esta situação, é preferível seguir um programa de exercício físico adequado, juntamente com o consumo de alimentos altamente calóricos.

A estabilização do peso é também um passo muito importante e, depois de atingir o peso ideal, deve ter um plano especial para o conseguir. O melhor exercício para aumentar a massa muscular é o treino de força e de resistência. Para conseguir o máximo de massa muscular, faça exercícios de resistência diariamente. Os exercícios aeróbicos, juntamente com o consumo de alimentos altamente calóricos, ajudam a manter a forma com o aumento de peso. Estar em forma é necessário para todas as pessoas. Tal como o excesso de peso acarreta riscos, a magreza excessiva também pode pôr em risco a saúde. Para além de um plano de dieta adequado para o aumento de peso, utilize exercícios adequados para evitar a acumulação de gordura na zona abdominal ao mesmo tempo que aumenta de peso.

Lista de alimentos que engordam o rosto

Muitas pessoas não têm problemas com a sua forma física, mas gostam de conhecer a lista de alimentos que engordam. Para ter um rosto rechonchudo, pode usar uma variedade de máscaras hidratantes e também com a ajuda de exercícios faciais para o preencher. O consumo de alimentos como leite, frutos secos, batidos de proteínas, frutos secos, massa, arroz, carne vermelha e batatas engorda o rosto.

O papel dos alimentos ricos em amido no plano de dieta para a obesidade

As batatas são uma óptima opção para aumentar o seu peso. A batata-doce é ainda melhor. Além disso, as raízes de inverno, como o lebu e o nabo, são boas para ganhar peso. Outra opção muito boa para a dieta da obesidade são as leguminosas. Lentilhas, feijões e grão-de-bico cozidos são óptimos para o pequeno-almoço, jantar ou lanche.

Se gosta do sabor das lentilhas, faça lentilhas para o seu pequeno-almoço. Repare que, assim que acorda, tem mais apetite. Por isso, é melhor preparar as lentilhas no dia anterior. Se não conseguir, termine o seu pequeno-almoço e volte a fazê-lo uma ou duas horas mais tarde. Também pode colocar carne vermelha e batatas nas suas lentes para aumentar o seu efeito. Milho, aveia, pão e massa são outros alimentos ricos em amido que ajudam a ganhar peso. Para além de fornecerem mais calorias ao seu corpo, estes alimentos fazem com que tenha mais glicogénio. O glicogénio contribui para mais energia durante o exercício.

Especialmente para um lanche, pode contar com um milho grelhado ou um milho mexicano caseiro. Note-se que o milho mexicano de fora é feito com manteiga vegetal de baixa qualidade e queijo e molhos que contêm açúcar e não é saudável. Fazer um milho mexicano saudável em casa não é difícil.

Quais são os melhores alimentos para perder peso?

Se uma pessoa está a tentar perder peso, deve comer alimentos ricos em nutrientes. Os alimentos que fornecem quantidades adequadas de proteínas e fibras são especialmente bons para o controlo do peso. Consequentemente, um dos benefícios de uma alimentação saudável é a gestão e o controlo do peso. Se quiser mudar a sua dieta para perder peso, é melhor consultar primeiro um nutricionista.

O efeito da genética na obesidade

A genética pode causar obesidade? A resposta curta é "sim". A obesidade hereditária ou obesidade genética é real. De facto, a investigação mostra que as diferenças nos seus genes podem levar a problemas de peso. Assim, se um dos seus pais for obeso, é provável que também o seja. Porque a predisposição para a obesidade está definida nos seus genes, mas isso não significa que permanecerá gordo para o resto da sua vida e que a genética não lhe permitirá perder peso. Pode perder peso com vários métodos de exercício e dieta, até à última fase com a ajuda de uma cirurgia de emagrecimento, onde finalmente perderá peso e se livrará da obesidade.

Existe um gene da obesidade que causa obesidade hereditária?

O facto de algumas pessoas serem propensas à obesidade está relacionado com os genes. Ou seja, os genes podem causar alterações no corpo que acabam por provocar excesso de peso e obesidade. Por exemplo, neste domínio, há um gene que tem recebido muita atenção, o nome deste gene é FTO. Este gene está presente em cerca de 43% das pessoas. Através de uma investigação alargada, os cientistas descobriram que as pessoas que têm uma diferença específica neste gene têm 20-30% mais probabilidades de serem obesas do que as outras. De facto, se ocorrerem alterações neste gene, o FTO pode ser considerado um gene da obesidade e a principal causa da obesidade genética. De facto, as mutações ou alterações neste gene podem causar obesidade e excesso de peso em algumas pessoas. Parece que mesmo a ocorrência de tais diferenças e alterações ao nível deste gene é normal.

Como é que os genes causam a obesidade hereditária?

Existem dezenas de genes como o FTO que estão de alguma forma relacionados com alterações de peso e com a obesidade em particular. Por exemplo, alguns deles fazem com que as pessoas armazenem naturalmente mais gordura. Por conseguinte, a obesidade hereditária pode ser parcialmente explicada por alterações nestes genes. A presença deste gene e de outros genes relacionados com a obesidade pode causar o seguinte:

- ✓ Aumento do nível de fome.
- ✓ Aumento do consumo de calorias.
- ✓ Reduzir a quantidade de séries.
- ✓ Diminuição do controlo alimentar.
- ✓ Maior tendência para o sedentarismo.
- ✓ Maior tendência para armazenar gordura corporal.

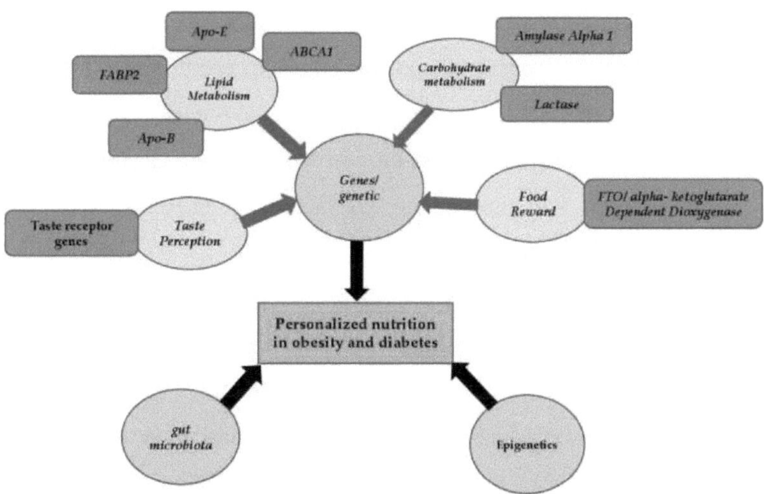

Figura 18. Os papéis da nutrição personalizada

O gene da obesidade pode, por si só, fazer com que as pessoas se tornem obesas?

A obesidade é uma doença muito complexa e muitos factores podem contribuir para o seu desenvolvimento. Isto significa que a genética não é a única causa da obesidade e não pode causar o aumento de peso por si só. Em vez disso, a genética, juntamente com factores como o estilo de vida, o comportamento e o ambiente, trabalham em conjunto para causar a obesidade. Os investigadores acreditam que a obesidade hereditária é apenas uma parte da história. As pessoas que têm um historial de obesidade na família não são apenas resultado da genética, mas são também mais influenciadas por factores ambientais. São propensas à obesidade devido aos seus genes e ganham peso devido a um estilo de vida nocivo e ao consumo de dietas desequilibradas e pouco saudáveis.

A este respeito, os investigadores notaram que, num país como os Estados Unidos, a taxa de obesidade aumentou drasticamente nos últimos 5 anos, e não conseguem justificar as alterações genéticas que causaram a obesidade neste curto período de tempo. Porque é preciso muito tempo para criar alterações genéticas significativas. Em vez disso, os cientistas acreditam que a obesidade tem aumentado em todo o mundo à medida que as sociedades se industrializam, se tornam sedentárias e seguem uma dieta rica em gordura. Por conseguinte, os factores ambientais estão mais envolvidos na obesidade.

Qual é a relação entre a obesidade extrema e a genética?

Os defeitos monogénicos raros causam obesidade grave desde a primeira infância e estão associados a uma fome muito elevada. As pessoas que são gravemente obesas antes dos 2 anos de idade devem falar com um especialista em perda de peso sobre o rastreio dos seguintes factores:

- ✓ Deficiência de leptina.
- ✓ Deficiência de POMC.
- ✓ Deficiência de MC4R.

Porque é que a hereditariedade não pode determinar o destino do ser humano?

É muito improvável que as alterações genéticas sejam a causa do aumento da obesidade no mundo. Porque os genes impedem a repetição da variação genética durante uma geração e a genética permanece frequentemente constante durante várias gerações. São necessários anos para criar novas mutações e polimorfismos.

Se os genes desempenham um papel menos importante na obesidade atual?

Se os genes permanecem intactos e inalterados como antes, o que é que foi capaz de aumentar tanto a taxa de obesidade nos últimos 40 anos? A resposta é clara:

- ✓ Ambiente.
- ✓ Condições físicas, sociais, políticas e económicas.
- ✓ O ambiente circundante pode afetar a quantidade de alimentos e as actividades de uma pessoa.
- ✓ As alterações ambientais que tornaram mais fácil para as pessoas comer em excesso e mais difícil praticar actividades físicas desempenham um papel fundamental no recente aumento da obesidade e do excesso de peso.

A investigação sobre as interações do ambiente com os genes relacionados com a obesidade está ainda na sua fase inicial. As evidências mostram que a genética não pode determinar o destino dos seres humanos. Muitas pessoas que herdaram genes da obesidade não se tornam obesas. Pelo contrário, uma alimentação saudável e exercício físico suficiente podem neutralizar a possibilidade de obesidade hereditária.

Por exemplo, em 2008, Anderson e os seus colegas provaram que as actividades físicas neutralizam o efeito do gene da obesidade. Durante este estudo, verificou-se que as pessoas sedentárias que têm o gene da obesidade têm um IMC mais elevado do que as pessoas sedentárias que não têm o gene, mas o IMC das pessoas que tinham o gene da obesidade e praticavam exercício físico era igual ao das pessoas que não tinham esse gene.

Quais são os factores ambientais que causam o aumento de peso e a obesidade?

A maior parte das pessoas pode ter genes da obesidade com base nos seus antecedentes familiares ou caraterísticas raciais. Em geral, atualmente, a obesidade e o excesso de peso são causados por alterações na dieta e no estilo de vida ou por outros factores ambientais. Algumas destas alterações são:

- ✓ Disponibilidade de alimentos a todas as horas do dia e em locais que não vendiam alimentos no passado, como as estações de serviço e todos os locais que hoje têm buffets.
- ✓ Redução significativa das actividades físicas durante o trabalho e o tempo livre no interior e no exterior, que é a principal causa da obesidade nas crianças.
- ✓ Aumentar o tempo de visionamento da televisão, de utilização do computador e de actividades que não exijam movimento.
- ✓ A introdução de alimentos processados, fast food e bebidas açucaradas, juntamente com a publicidade a estas substâncias, que estão presentes em todo o lado e incentivam as pessoas a consumi-las.

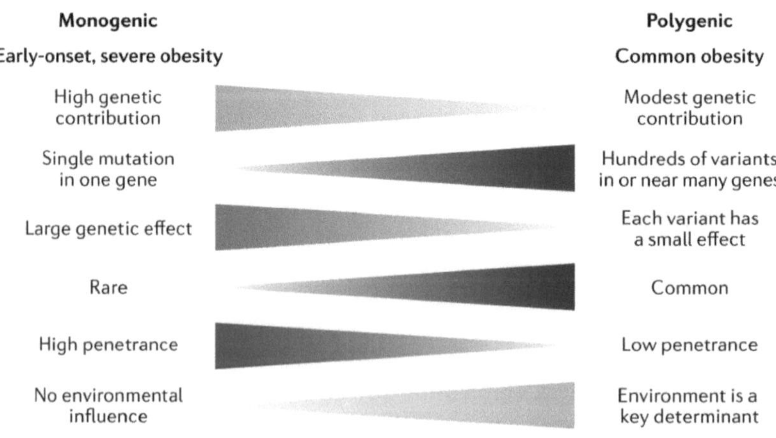

Figura 19. A genética da obesidade

Comparação do efeito da hereditariedade e das condições ambientais no excesso de peso

As alterações genéticas geralmente mostram os seus efeitos ao longo de várias gerações e, no caso da obesidade, não são o único fator eficaz. Muitas pessoas que acreditam que as influências genéticas causaram a sua obesidade, geralmente tornaram-se obesas devido a razões como a falta de atividade e uma dieta inadequada. Por isso, é melhor consultar um nutricionista antes de tomar qualquer medida para perder peso.

Que gene ou genes levam à obesidade?

A predisposição genética para a obesidade na maioria das pessoas obesas não é controlada por um único gene, e um gene não pode ser considerado como o gene da obesidade responsável pelo aumento de peso. Foi encontrada uma ampla associação genómica entre mais de 50 genes e a obesidade, a maioria dos quais tem pouco efeito direto na obesidade, e se houver várias alterações genéticas que afectam a obesidade, a probabilidade de obesidade genética aumenta.

No entanto, foram observadas alterações em alguns destes genes que, por si só, podem causar obesidade. Cerca de 43% da população tem uma predisposição genética para a obesidade, mas isto não significa que a sua obesidade esteja garantida e que todas estas pessoas serão definitivamente obesas, mas sim que estes genes ou o gene da obesidade tornam mais difícil perder peso.

Porque a obesidade é frequentemente um fenómeno multifatorial. Ou seja, é criada sob a influência de uma combinação de condições, como uma relação complexa entre muitos genes e factores ambientais. Por exemplo, as pessoas que têm um gene da obesidade alterado chamado FTO são frequentemente obesas, mas deve lembrar-se que é verdade que as pessoas com um certo tipo deste gene têm uma elevada predisposição para a obesidade, mas com exercício regular e seguindo uma dieta saudável podem ultrapassar a sua tendência para a obesidade e reduzir, ou mesmo eliminar, o risco de obesidade.

Como já foi dito, normalmente a obesidade não acontece com base na alteração de um único gene e há vários factores genéticos envolvidos nesta questão. No entanto, alguns genes com efeito monogénico estão diretamente relacionados com a obesidade. Existem defeitos raros de um único gene que tornam quase impossível perder peso e que podem causar geneticamente a obesidade. Nestas pessoas, a obesidade começa normalmente numa idade muito jovem.

Por esta razão, o controlo da obesidade genética nas crianças, que ocorre principalmente devido a defeitos de um único gene, exige uma ação rápida e séria. Até agora, foram identificados pelo menos 9 genes da obesidade com efeito monogénico. Além disso, as alterações no gene MC4R, que codifica um tipo de neuroreceptor, são observadas em cerca de 3-5% das pessoas obesas.

Como é que os genes causam a obesidade?

A perturbação das complexas vias biológicas que regulam o equilíbrio entre o consumo e o gasto de energia conduz à obesidade. O cérebro controla a quantidade de alimentos consumidos através da receção de sinais hormonais como a leptina, a insulina e a grelina provenientes do tecido adiposo, do pâncreas e do sistema digestivo.

Com base nas informações recolhidas pelo cérebro, este dá instruções ao corpo para comer mais, reduzir o consumo de energia ou, pelo contrário, evitar comer. Nesta situação, a mais pequena alteração nos genes que são responsáveis pelo controlo e envio destes sinais muda a sua concentração ou nível de atividade e, em seguida, interrompe as mensagens para o cérebro e outros órgãos, a fim de regular a quantidade de energia recebida e consumida e leva à Obesidade é genética.

Em geral, o gene FTO é altamente expresso no sistema nervoso central. A disfunção deste gene afecta a sinalização da dopamina no cérebro e, por conseguinte, leva a uma maior ingestão de alimentos. A hormona de recompensa ou dopamina desempenha um papel importante na regulação do apetite. Se a informação da refeição anterior não for transmitida corretamente, o desejo de comer não diminui e a vontade de comer mantém-se elevada. Se o defeito no gene FTO coincidir com o defeito no gene do recetor da dopamina, o risco de diabetes e obesidade aumenta numa pessoa.

Estas pessoas têm uma percentagem de gordura corporal mais elevada, com mais gordura abdominal e menor sensibilidade à insulina. Em geral, o sistema de regulação energética nos seres humanos foi concebido para proteger contra a perda de peso e não para controlar o aumento de peso. Um mecanismo que ajudou os nossos antepassados a sobreviver a fomes ocasionais.

Estes genes eram úteis quando os nossos antepassados eram caçadores. Porque ajudavam os nossos antepassados a armazenar gordura e a sobreviver em alturas em que os alimentos eram escassos. Na era atual, em que os alimentos estão disponíveis em abundância, o estilo de vida já não depende da caça e dos caçadores e os planos diários e de entretenimento mudaram, as pessoas estão constantemente a enfrentar o desafio do excesso de peso, pelo que uma das maiores preocupações na vida atual é a prevenção da ocorrência da obesidade e a sua eliminação.

Seremos sempre gordos com genes gordos?

A primeira e mais importante questão para quem sofre de obesidade, ou está preocupado com as suas possíveis consequências para a saúde, é saber se existe uma cura para a obesidade genética. A resposta a esta pergunta é um inequívoco "sim". Na continuação da pergunta anterior, primeiro deve saber que muitos de nós são portadores de genes que aumentam a possibilidade de obesidade em nós.

Ter um ou mais destes genes significa que somos mais propensos à obesidade do que as pessoas que não têm estes genes, mas não significa necessariamente que se vai engordar, mas se uma pessoa tem uma predisposição genética para a obesidade Se tiver excesso de peso ou for obesa, pode precisar de mais esforço do que outras pessoas para controlar o seu peso e livrar-se do excesso de gordura na barriga. Aumentando a atividade física e seguindo uma dieta básica de acordo com as caraterísticas genéticas do seu corpo, pode entrar em guerra com o seu talento genético para a obesidade e superá-lo. Estudos mostram que as pessoas com uma determinada variante do gene FTO têm 67% mais probabilidades de serem obesas do que as pessoas que não herdam esta alteração genética. No entanto, estas mesmas pessoas podem reduzir o seu risco de obesidade em 27% com exercício físico regular.

Além disso, se seguirem uma dieta consistente com a sua genética, podem gerir significativamente a função deste gene e manter o seu peso ideal. Assim, mesmo que tenha genes da obesidade, pode prevenir ou controlar eficazmente o aumento de peso seguindo uma dieta saudável e atividade física regular. Muitas pessoas têm conseguido ultrapassar os seus genes através de mudanças positivas de comportamento e de estilo de vida.

Embora por vezes possa ser difícil, não desespere e continue. É de salientar que alguns outros tipos de obesidade genética são raros e requerem tratamento medicamentoso. Os genes que normalmente causam o aumento de peso são diferentes de outro tipo de doença chamada obesidade monogénica.

A obesidade monogénica é muito mais rara e ocorre quando uma pessoa se torna obesa devido a um defeito grave num gene eficaz relacionado com a nutrição e o consumo de energia no organismo. Para as pessoas com este tipo de defeito genético, é quase impossível prevenir a obesidade grave sem medicação. Geralmente, estas pessoas são consideradas doentes e necessitam de um tratamento sério e direcionado ao longo da sua vida. Os indivíduos com defeitos de um único gene tornam-se normalmente obesos no primeiro ano de vida, por vezes a partir dos três meses de idade, e os pais notam frequentemente uma fome extrema e uma incapacidade de obter o suficiente das refeições dos seus filhos, tal como a quantidade e a frequência das refeições.

Capítulo IV

Examinar a prevalência da obesidade e as soluções relacionadas com a mesma

A expansão da urbanização, o aumento do rendimento e do consumo de energia per capita, juntamente com a diminuição da atividade física, são algumas das causas do aumento da prevalência da obesidade nas sociedades em desenvolvimento.

Prevalência da obesidade no mundo

A prevalência do excesso de peso e da obesidade está a aumentar em todo o mundo e alguns estudos afirmam que a prevalência da obesidade duplicou. O aumento da prevalência da obesidade não se limita aos países desenvolvidos e de elevado rendimento, estando a sua prevalência a aumentar também nos países pobres e em desenvolvimento.

A utilização da palavra (Globosidade) em alguns relatórios indica a gravidade deste problema a nível mundial. De acordo com as estatísticas publicadas em 2005 pela Organização Mundial de Saúde, 1,6 mil milhões de adultos (com mais de 15 anos) no mundo têm excesso de peso e pelo menos 400 milhões são clinicamente obesos.

De acordo com as últimas estatísticas fornecidas pela Organização Mundial de Saúde, uma em cada três pessoas no mundo tem excesso de peso e uma em cada dez pessoas é obesa. De acordo com estas estatísticas, prevê-se que mais de 2,3 mil milhões de pessoas no mundo, o equivalente à população total da China, da Europa e da América, terão excesso de peso até 2015. É um pouco difícil comparar a prevalência da obesidade em diferentes países. Porque as escalas de medição desta doença encontram-se em áreas muito diferentes. É claro que esta questão foi resolvida, em certa medida, com a divisão efectuada pela Organização Mundial de Saúde.

As últimas estatísticas disponíveis mostram a diferença na prevalência do excesso de peso e da obesidade nos diferentes países do mundo. De acordo com estas estatísticas, a prevalência da obesidade varia entre menos de 5%

na China e no Japão e em alguns países africanos e cerca de 93,5% na Samoa Americana.

Nesta estatística, as ilhas de Kiribati (81,5%), a América (66,7%), a Alemanha (66,5%) e o Egito (66%) encontram-se nos lugares seguintes. A Bósnia-Herzegovina, a Nova Zelândia, a Croácia e a Inglaterra estão entre os 10 países mais gordos do mundo. Estima-se que 13% dos homens canadianos e 14% das mulheres, 10-20% dos homens europeus e 10-25% das mulheres, 9% dos homens australianos e 11% das mulheres, e 20% dos homens e 25% das mulheres americanas são obesos.

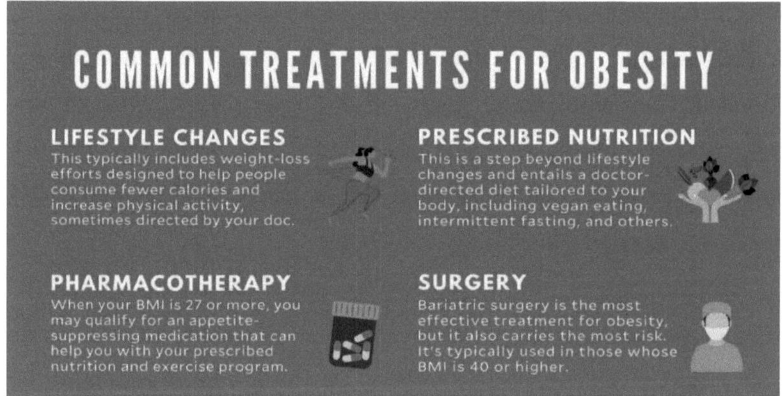

Figura 20. O que é a Obesidade? Causas, diagnóstico e tratamento

As últimas estatísticas dos Estados Unidos mostram que mais de 58 milhões de pessoas têm excesso de peso, 40 milhões são obesas e 3 milhões são obesas mórbidas. De acordo com estas estatísticas, 8 em cada 10 pessoas com mais de 25 anos têm excesso de peso. No terceiro National Health and Nutrition Examination Survey dos Estados Unidos, quase um terço de todos os adultos com mais de vinte anos eram obesos e os custos médicos relacionados com as doenças ligadas à obesidade estão estimados em cem mil milhões de dólares por ano.

Agora, com o início do século XXI, a obesidade nos Estados Unidos atingiu uma fase epidémica e prevê-se que, se a prevalência de excesso de peso continuar assim, em 2230, todos os adultos americanos terão excesso de peso. Nos Estados Unidos, a percentagem de pessoas obesas aumentou ligeiramente entre 1960-62 e 1976-81, tendo depois aumentado rapidamente até 1988-91 e aumentado significativamente até 1998. Por outras palavras, de acordo com os relatórios do National Center for Health and Nutrition Examination Surveys nos Estados Unidos, a prevalência da obesidade nos adultos aumentou de 15% em 1980 para 23% em 1994 e 27% em 1999.

Além disso, a prevalência da obesidade abdominal nos adultos americanos entre 1960 e 2000 registou uma tendência crescente significativa em ambos os sexos. Na Austrália, observou-se um aumento de 2,5 vezes na prevalência da obesidade em 2000 em comparação com 1980. A prevalência da obesidade em Inglaterra duplicou desde 1980. Com base na informação disponível, prevê-se que a prevalência da obesidade aumente rapidamente, a menos que sejam tomadas medidas especiais para a combater.

A Organização Mundial de Saúde previu que a prevalência de pessoas com obesidade grave irá duplicar entre 1995 e 2025. De acordo com estas previsões, a prevalência da obesidade na América em 2025 será de 45-50%, na Austrália e em Inglaterra será de 30-40% e no Brasil será superior a 20%. Nos países em desenvolvimento, a prevalência da obesidade e do aumento de peso está a aumentar a uma velocidade considerável.

A Organização Mundial de Saúde indicou que a prevalência da obesidade e do excesso de peso nos países do Médio Oriente é de 54,2% nas mulheres e de 31,4% nos homens, sendo a taxa mais elevada nos homens marroquinos, com 73,2%, e a mais baixa nos homens paquistaneses, com 10,5%. A taxa de obesidade e de excesso de peso, especialmente nos países do Médio Oriente, é de 54,2% nas mulheres e de 31,4% nos homens. A obesidade e o excesso de peso, especialmente nas crianças, têm uma elevada prevalência e tornaram-se um dos problemas mundiais. De acordo com estatísticas obtidas em 79 países em desenvolvimento e em alguns países desenvolvidos, mais de 22 milhões de crianças com menos de 5 anos de idade sofrem de excesso de peso.

Esta estatística mostra também o rápido aumento desta doença nestas pessoas, pelo que a incidência de excesso de peso em crianças dos 5 aos 14 anos quase duplicou nos últimos trinta anos nos Estados Unidos. As estatísticas mais recentes mostram que uma em cada cinco crianças em idade escolar tem excesso de peso ou é obesa.

De acordo com as estatísticas do NHS, no final da escola primária, uma em cada três crianças é obesa, o que é um número muito elevado. Nos últimos anos, a prevalência da obesidade e do excesso de peso nas crianças aumentou muito e, atualmente, tornou-se um problema grave em todo o mundo. Porque a obesidade infantil está relacionada com doenças não transmissíveis na idade adulta. A atividade física parece desempenhar um papel importante na prevenção da obesidade e do excesso de peso.

O nível de atividade física das pessoas pode desempenhar um papel de fator independente na ocorrência de algumas doenças crónicas, como a diabetes, a hipertensão arterial e as doenças cardiovasculares. Até há cerca de 20 anos, a atividade física fazia parte da vida quotidiana das crianças e dos adolescentes, que costumavam jogar vários jogos, caminhar, andar de bicicleta e praticar desportos regulares.

Estudos exaustivos realizados nos últimos anos mostraram que o nível de atividade de muitas crianças e adolescentes diminuiu devido às alterações que o desenvolvimento da tecnologia introduziu na situação social e ambiental. Além disso, hoje em dia, em vez de brincarem com os seus pares, as crianças e os adolescentes brincam com dispositivos como tablets e telemóveis, o que constitui outro fator de risco neste grupo etário. Considerando a importância desta questão, os investigadores das ciências do desporto realizaram um estudo para investigar a prevalência da obesidade e a sua relação com o nível de atividade física dos estudantes do ensino secundário. Para realizar esta investigação, foram examinadas 439 pessoas de entre dois mil e 122 estudantes do sexo masculino com idades compreendidas entre os 13 e os 15 anos na cidade de Sahne, na província de Kermanshah, no ano letivo de 2014-2015.

Neste estudo, foram medidos aspectos como o peso e a espessura da gordura subcutânea dos estudantes e foi utilizado o questionário padrão de atividade física para adolescentes para determinar as suas horas de atividade física. Os resultados deste estudo mostraram que a taxa de obesidade e de excesso de peso entre os estudantes com idades compreendidas entre os 13 e os 15 anos aumentou. Além disso, os resultados do presente estudo mostraram que existe uma relação inversa e significativa entre o nível de atividade física e as categorias de peso magro, normal, com excesso de peso e obeso com a percentagem de gordura corporal.

Por outras palavras, os estudantes mais activos tinham um peso normal e uma menor percentagem de gordura do que os estudantes inactivos. Os investigadores desta investigação afirmam que, com base nos resultados deste estudo, a prevalência da obesidade e do excesso de peso entre os estudantes é relativamente elevada e preocupante. Além disso, foi observada uma relação inversa e significativa entre o nível de atividade física e o IMC e a percentagem de gordura, o que indica a importância da atividade física diária no controlo da obesidade e no aumento do nível de saúde dos estudantes.

Por conseguinte, para evitar a propagação da obesidade e do excesso de peso, sugere-se que se dê uma educação nutricional adequada, juntamente com actividades físicas apropriadas. Países de todo o mundo registaram aumentos significativos na prevalência de excesso de peso e obesidade em crianças e adolescentes entre os anos 80 e 90, e os dados dos Estados Unidos sugerem que esta tendência ascendente continuou no século XXI. Os resultados de muitos estudos recentes alargaram o nosso conhecimento sobre os efeitos mundiais e crescentes da obesidade na saúde pública. Apesar disso, ainda nos faltam dados epidemiológicos internacionais. Em particular, a prevalência da obesidade nos jovens é desconhecida em muitos países. Além disso, a comparação internacional da prevalência do excesso de peso e da obesidade nos jovens é difícil devido à utilização de amostras irrealistas em muitos países e devido a diferenças na conceção dos estudos. Estas diferenças são:

- ✓ Aparelho de medição da altura e do peso.
- ✓ Um sistema de classificação utilizado para determinar o excesso de peso dos jovens.
- ✓ Diferenças de género e idade dos jovens estudados.

Além disso, dado o rápido aumento da obesidade infantil, mesmo as comparações internacionais recentes feitas nos anos 90 podem estar desactualizadas. Não existe uma explicação clara para a causa primária do excesso de peso e da obesidade nos adolescentes, embora os padrões alimentares ou a atividade física devam ser factores importantes.

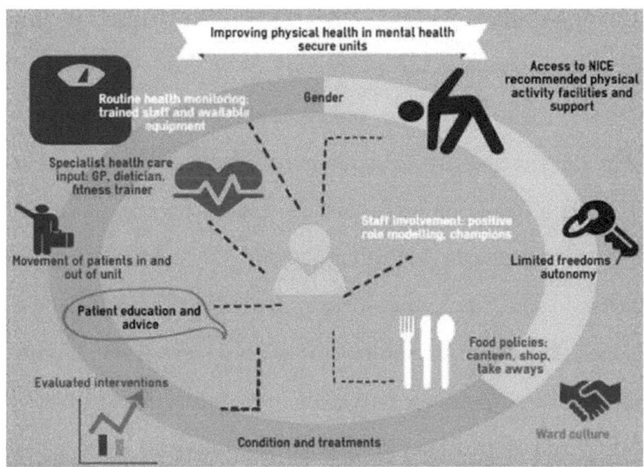

Figura 21. Obesidade em unidades de saúde mental seguras

Por conseguinte, deve ser determinada a relação específica entre as diferentes variáveis dietéticas e a atividade física das crianças com excesso de peso. O estabelecimento de tendências consistentes nas relações entre o excesso de peso e os padrões comportamentais e de atividade física em diferentes países com diferentes culturas mostra fortes indícios de que existe uma causa comum para estas relações.

Uma compreensão mais clara dos factores que afectam a obesidade nos jovens de diferentes países pode ser uma boa ajuda para desenvolver medidas preventivas e um tratamento ótimo do excesso de peso e da obesidade nos jovens. Um total de 305 162 jovens de 34 países completou este inquérito. Destes, 1329 não dispunham de informação suficiente para calcular a idade em meses e 14,5% das restantes pessoas não comunicaram a sua altura e peso.

Assim, foram consideradas para este estudo um total de 593.137 pessoas com idades compreendidas entre os 10 e os 16 anos. As alterações nos padrões alimentares registadas nas últimas décadas, incluindo o aumento do consumo de refrigerantes e doces e a diminuição do consumo de frutas e legumes em muitos países, têm estado envolvidas no aumento da obesidade entre crianças e adolescentes.

Apesar destes resultados, não observámos padrões consistentes entre associações de excesso de peso com o consumo de frutas, vegetais e bebidas não dietéticas. De facto, em 31 dos 34 países inquiridos (91%), verificou-se uma relação significativa entre o consumo de doces e a classificação do IMC, pelo que, com o aumento da quantidade de doces, existia a possibilidade de reduzir o excesso de peso. Como a dieta controlou estatisticamente a perda de peso, é pouco provável que os métodos de perda de peso expliquem este resultado.

No entanto, é possível que as crianças com excesso de peso utilizem principalmente os doces para controlar o seu peso. Outra explicação possível é o facto de as pessoas com excesso de peso consumirem mais comida de plástico do que as pessoas com peso normal. De acordo com outra possibilidade, as pessoas que comem coisas doces comem menos alimentos gordos, como batatas fritas, batatas e doces, porque os hidratos de carbono são a principal fonte de energia. Assim, uma vez que a densidade calórica dos hidratos de carbono é menos de metade da da gordura, a ingestão calórica total pode ser reduzida nas pessoas que consomem grandes quantidades de doces.

Finalmente, como só dispomos de informações sobre a frequência do consumo de alimentos, é possível que os jovens com excesso de peso consumam maiores quantidades de doces, apesar de consumirem menos frequentemente. Nas últimas décadas, os padrões de atividade física dos adolescentes mudaram devido ao aumento do tempo passado a ver televisão, ao advento do computador doméstico e à diminuição das oportunidades de atividade física nas escolas e nas comunidades.

Observámos que a probabilidade de ganhos de peso significativos através do método de dosagem, a resposta da participação ativa na atividade física foi maior em 29 dos 33 países examinados (88%). O facto de encontrar associações semelhantes em países com culturas diferentes mostra a força desta conclusão. As diretrizes americanas recomendam que os jovens pratiquem 30 a 60 minutos de atividade física na maioria ou em todos os dias da semana. As diretrizes desenvolvidas no Reino Unido recomendam que os jovens pratiquem pelo menos 60 minutos de atividade física por dia, 5 dias por semana, e as diretrizes canadianas recomendam que todos os adolescentes, independentemente do seu nível de atividade atual, aumentem gradualmente para 90 minutos de atividade física.

As nossas observações sugerem que as intervenções no domínio da atividade física devem ser uma componente essencial das campanhas de saúde destinadas a reduzir a prevalência global da obesidade. Nesta linha, proporcionar mais oportunidades para a atividade física na escola e na comunidade pode reduzir os comportamentos perturbadores nos jovens. Em consonância com as observações relativas à participação na atividade física em 22 dos 34 países inquiridos (65%), a tendência para aumentar o risco de excesso de peso aumentou com o aumento do tempo de visualização da televisão.

Estes resultados da evidência crescente mostram que ver televisão, como fator de apoio, causa a progressão da obesidade nos adolescentes. As nossas observações colectivas são consistentes com estudos prospectivos e de intervenção que sugerem uma relação causal entre ver televisão e a obesidade em adultos jovens. Os mecanismos que ligam o visionamento de televisão ao excesso de peso e à obesidade nos jovens são o aumento da ingestão calórica de alimentos enquanto vêem televisão ou através de anúncios de alimentos e a diminuição do gasto energético devido ao visionamento de televisão.

Uma das principais limitações desse estudo foi o facto de o peso e a altura terem sido declarados pelos próprios indivíduos. Embora se trate de uma questão sobre a exatidão dos valores do IMC e a sua aplicação, é possível que haja enviesamentos selecionados em diferentes países. Outros estudos demonstraram que a altura e o peso auto-reportados são relativamente fiáveis.

Por exemplo, numa amostra nacional de jovens americanos, foi relatado que 94% das pessoas foram classificadas como obesas ou não obesas com base na sua altura e peso. Considerando a quantidade e a direção dos vieses observados nestes estudos, é possível que a prevalência de excesso de peso e obesidade no presente estudo tenha sido ligeiramente subestimada. A segunda limitação foi o facto de 14% dos jovens inquiridos não terem referido a sua altura e peso.

No entanto, verificámos que as imagens corporais e as práticas de perda de peso eram semelhantes entre os jovens que reportaram e os que não reportaram. A terceira limitação do nosso estudo prende-se com o facto de os padrões alimentares e as variáveis de atividade física também terem sido "auto-reportados" e de se ter obtido informação apenas sobre a frequência e não sobre o volume total destas variáveis. A terceira limitação do nosso estudo foi que os padrões alimentares e as variáveis de atividade física também foram "auto-reportados" e a informação foi obtida apenas sobre a frequência e não sobre o volume total destas variáveis.

A limitação final deste estudo foi o facto de a relação entre o estado de excesso de peso e os padrões alimentares e de atividade física se basear em dados transversais e, por conseguinte, as conclusões científicas não poderem ser comprovadas. Consequentemente, a prevenção e o tratamento do excesso de peso nos jovens em idade escolar requerem um maior esforço e participação a todos os níveis, incluindo os governos regionais e nacionais e as organizações internacionais. Todos estes grupos devem ser responsáveis pela promoção da atividade física, de dietas saudáveis e de um peso corporal saudável.

A importância dos governos nacionais é clara nos países onde a prevalência de jovens com excesso de peso é muito elevada, como é o caso de Malta, dos Estados Unidos e da Grã-Bretanha. No entanto, como a obesidade nos jovens é um fenómeno global, é natural que a Organização Mundial de Saúde (OMS) desempenhe um papel de liderança. Embora a OMS tenha publicado recentemente diretrizes para a prevenção e gestão da epidemia global de obesidade, estas diretrizes centram-se nos adultos e requerem a publicação e validação de diretrizes específicas para crianças e adolescentes.

Como é que a sociedade pode tornar-se sensível à obesidade?

A promoção da saúde inclui processos através dos quais as pessoas são encorajadas a fazer escolhas mais saudáveis. A promoção da saúde é efectuada através de métodos como a educação e o aconselhamento e campanhas sociais e públicas. Neste contexto, o sistema de saúde deve ter abordagens diferentes e acompanhar a sociedade no caminho da prevenção da doença. Porque é esta prevenção que pode evitar custos de tratamento e uma pressão adicional sobre o sistema de saúde e as organizações de seguros.

Por exemplo, no nosso país, as organizações de seguros de base, como a Organização de Seguros de Saúde e a Organização de Segurança Social, deveriam ter uma atividade mais ampla e mais eficaz no domínio da prevenção. Considerar os incentivos para reduzir o excesso de peso ou acompanhar o estado de algumas pessoas seguradas que têm excesso de peso, deveria estar na agenda destas organizações.

Por outro lado, podem ser utilizadas campanhas sociais e públicas. Com efeito, estas campanhas podem aproximar a opinião pública dos responsáveis pelas políticas de saúde e contribuir para melhorar a literacia em matéria de saúde, reduzindo assim os factores de risco. Os regimes alimentares pouco saudáveis e a consequente subnutrição são os principais factores de doenças transmissíveis em todo o mundo. As pessoas com excesso de peso e obesas correm o risco de contrair muitas doenças em comparação com as pessoas que têm um peso saudável.

A obesidade não é o único problema de saúde no Irão e no mundo de hoje. É certo que, para além dela, outros aspectos do estilo de vida e, em especial, o tema quente dos dias de hoje, ou seja, a poluição atmosférica, têm um forte impacto na saúde, mas talvez a vontade política de mudar e melhorar a situação de cada um deles tenha um papel mais eficaz. Por outras palavras, para lidar com o aumento de peso, parece mais viável lançar uma campanha pública bem sucedida nesse sentido.

Foram realizadas campanhas bem sucedidas, tais como a campanha nacional de erradicação da poliomielite, a campanha de promoção do leite materno, a vacinação geral do programa abrangente do país, a promoção da utilização de sal iodado, a vacinação contra o sarampo, o plano baseado na vizinhança para lidar com o coronavírus e a campanha nacional de rastreio da hipertensão arterial, o que mostra que esta capacidade social e cultural existe no sistema de saúde do Irão.

Experiência global para lidar com a obesidade

De acordo com um estudo da Federação Mundial da Obesidade e da RTI International, a prevalência do excesso de peso e da obesidade custará à economia mundial mais de 3,3% do PIB até 2060.

A 5% to 10% Weight Loss May Improve Obesity-related Comorbidities

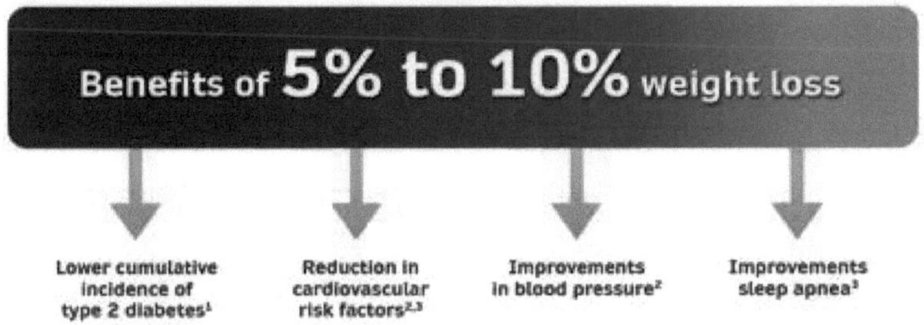

Figura 22. Como os empregadores estão a lidar com a obesidade

Calcula-se que os custos anuais de produtividade nos Estados Unidos, só para o absentismo relacionado com a obesidade e as suas consequências, se situem entre 3,38 e 6,38 mil milhões de dólares. No Irão, este número é provavelmente superior a 30 mil milhões de tomans por ano. A obesidade tem um grande impacto na economia nacional, reduzindo a produtividade e a esperança de vida e aumentando a incapacidade e os custos dos cuidados de saúde. Atualmente, existem 236 doenças associadas à obesidade.

Dados recentes indicam que se estima que os custos dos cuidados médicos relacionados com a obesidade nos Estados Unidos ultrapassam os 150 mil milhões de dólares por ano. Outrora considerados um problema das sociedades ricas, a obesidade e o excesso de peso estão a aumentar em todo o mundo, estimando-se que 44% das pessoas em todo o mundo lutam contra o excesso de peso ou a obesidade. Talvez surpreendente para alguns, de acordo com a investigação mais recente, 70% das pessoas com excesso de peso vivem em países de baixo e médio rendimento.

A Organização Mundial de Saúde afirma que a crise global da obesidade é causada pelo aumento do consumo de alimentos ricos em calorias e gorduras, pela falta de exercício físico e por alterações no estilo de vida. Por exemplo, a natureza sedentária de muitos empregos, a alteração dos modos de transporte e a crescente urbanização são algumas das causas. As campanhas de prevenção da obesidade há muito que são apoiadas pela Organização Mundial de Saúde e pelas principais organizações de saúde pública. A OMS recomenda que os países implementem campanhas nos meios de comunicação social sobre dietas saudáveis para reduzir o consumo de gorduras, açúcares e sal e promover o consumo de fruta e legumes?

Referências

Agha-Alinejad H, Farzad B, Salari M, Kamjoo S, Harbaugh BL, Peeri M. Prevalência de excesso de peso e obesidade entre os pré-escolares iranianos: Interrelação com a aptidão física. Jornal de Investigação em Ciências Médicas: O Jornal Oficial de Isfahan Univ Med Sci 2015; 20(4): 334.

Ahmadpour, A., (2023), Re-Boiler Simulation of Separation Tower of Methanol to Propylene Conversion Unit, Eurasian Journal of Chemical, Medicinal and Petroleum Research 2(1), 54-59

Alahgholi, A., Baradaran Bagheri, R., (2022), Caracterização da disfunção do joelho, cirurgia do joelho e factores de risco relacionados durante a gravidez: revisão sistemática, Eurasian Journal of Chemical, Medicinal and Petroleum Research 1(4), 250-259

Alahgholi, A., Baradaran Bagheri, R., (2022), Pregnancy-Related Hand & Wrist Problem; Focus in surgery: Systematic Review, Eurasian Journal of Chemical, Medicinal and Petroleum Research 1(4), 237-249

Baradaran Bagheri, R., (2022), Gestão de Tumores Cerebrais na Gravidez de Fertilização In Vitro: Revisão sistemática, Eurasian Journal of Chemical, Medicinal and Petroleum Research 1 (4), 223-236

Baradaran Bagheri, R., (2022), Oxytocin during Elective Caesarean Section and Risk of Severe Postpartum Haemorrhage. Eurasian Journal of Chemical, Medicinal and Petroleum Research 1(5), 126-139

Biddle S, Sallis J, Cavill N. Policy Framework for Young People and Health-Enhancing Physical Activity (Quadro de Políticas para os Jovens e a Atividade Física de Melhoria da Saúde). In: Biddle S, Sallis J, Cavill N (eds). Young and Active? Young People and Health-Enhancing Physical Activity: Evidence and Implications. Health Education Authority: Londres, 1998; 3-16.

Biro G, Hulshof KF, Ovesen L, Amorim Cruz JA. "Seleção da metodologia para avaliar a ingestão de alimentos". Eur J Clin Nutr 2002; 56(suppl. 2): S25-S32.

Booth ML, Chey T, Wake M, Norton K, Hesketh K, Dollman J, Robertson I. "Change in the prevalence of overweight and obesity among young Australians, 1969-1997". Am J Clin Nutr 2003; 77: 29-36.

Brener ND, McManus T, Galuska DA, Lowry R, Wechsler H. "Reliability and validity of self-reported height and weight among high school students" [Fiabilidade e validade da altura e do peso auto-reportados entre estudantes do ensino secundário]. J Adolesc Health 2003; 32: 281- 287.

Chinn S, Rona RJ. "Prevalência e tendências do excesso de peso e obesidade em três estudos transversais de crianças britânicas, 1974-1994". BMJ 2001; 322: 24-26.

Cole TJ, Bellizzi MC, Flegal KM, Dietz WH. "Establishing a standard definition for child overweight and obesity worldwide: international survey". BMJ 2000; 320: 1240-1243.

Corbin CB, Pangrazi RP. Atividade física para crianças: A Statement of Guidelines. Academia Nacional de Desporto e Educação Física: Reston, VA, 1998.

Craig LC, Love J, Ratcliffe B, McNeill G. Excesso de peso e factores de risco cardiovascular em crianças dos 4 aos 18 anos de idade. Factos sobre a Obesidade 2008; 1(5): 237-42.

Currie C, Samdal O, Boyce W, Smith B. Health Behavior in School-Aged Children: A World Health Organization Cross-National Study. Research Protocol for the 2001/02 Survey. Unidade de Investigação sobre Saúde da Criança e do Adolescente, Universidade de Edimburgo: Edimburgo, Escócia, 2001.

De Onis M, Blössner M, Borghi E. Global prevalence and trends of overweight and obesity among preschool children. The American Journal of Clinical Nutrition 2010; 92(5): 1257-64.

Dehdilan, M., Hashemzadeh, K., (2022), Duração da estadia no hospital e na unidade de cuidados intensivos em doentes após cirurgias de válvulas cardíacas, Eurasian Journal of Chemical, Medicinal and Petroleum Research 1(4), 198-209

Dietz WH Jr, Gortmaker SL. "Será que engordamos os nossos filhos no televisor? Obesidade e visionamento de televisão em crianças e adolescentes". Pediatrics 1985; 75: 807-812.

Farrin N, Pirouzpanah S, Dehghan P, Ostadrahimi A, Pirouzpanah SS, Alizadeh Khamene N, et al. Avaliação do índice de massa corporal (IMC) em crianças de 6-11 anos do ensino primário na cidade de Tabriz, Irão. Qom Univ Med Sci J 2016; 10(4): 86-94.

Fattah, V., Irajian, M., (2022), Investigando o Efeito do Ácido Hialurónico no Controlo da Dor na Artroplastia Total do Tornozelo: Uma revisão sistemática, Eurasian Journal of Chemical, Medicinal and Petroleum Research 1(5), 23-40

Frazao E. America's Eating Habits: Changes and Consequences. USDA/Econ. Res. Serv: Washington, DC, 1999.

French SA, Story M, Jeffery RW. "Environmental influences on eating and physical activity" (Influências ambientais na alimentação e na atividade física). Annu Rev Public Health 2001; 22: 309-335.

Garaulet M, Martinez A, Victoria F, Perez-Llamas F, Ortega RM, Zamora S. "Difference in dietary intake and activity level between normal-weight and overweight or obese adolescents". J Pediatr Gastroenterol Nutr 2000; 30: 253-258.

Hashemzadeh, K., Dehdilan, M., (2022), Results of Cardiac Surgeries in Pediatric Requiring Cardiac Surgery Hospitalized in the Intensive

Care Unit, Eurasian Journal of Chemical, Medicinal and Petroleum Research 1(4), 189-197

Hashemzadeh, K., Dehdilan, M., (2023), Determining the Contribution of Hyperlipidemia to Mortality Post anesthesia in Patients who are Candidates for Coronary Artery Graft Surgery, Eurasian Journal of Chemical, Medicinal and Petroleum Research 2(2), 159-168

Saúde do Canadá. Canada's Physical Activity Guide to Healthy Active Living (Guia de Atividade Física do Canadá para uma Vida Ativa e Saudável): Family Guide to Physical Activity for Youth 10-14 Years of Age (Guia da Família para a Atividade Física dos Jovens dos 10 aos 14 Anos). Ministro da Saúde: Ottawa, ON, 2002.

Heitmann BL, Lissner L. "Dietary underreporting by obese individuals - is it specific or non-specific? " BMJ 1995; 311: 986- 989.

Irajian, M., Fattahi, V., (2022), Investigating the Effect of Tranexamic Acid on Reducing Bleeding in Knee Arthroplasty and Improving Joint Function: Uma revisão sistemática, Eurasian Journal of Chemical, Medicinal and Petroleum Research 1(4), 210-222

Kalies H, Lenz J, von Kries R. "Prevalence of overweight and obesity and trends in body mass index in German pre-school children, 1982-1997". Int J Obes Relat Metab Disord 2002; 26: 1211-1217.

Kautiainen S, Rimpela A, Vikat A, Virtanen SM. "Secular trends in overweight and obesity among Finnish adolescents in 1977-1999" [Tendências seculares de excesso de peso e obesidade entre adolescentes finlandeses em 1977-1999]. Int J Obes Relat Metab Disord 2002; 26: 544-552.

Kliegman RM, Stanton BMD, Geme JS, Schor NF. Nelson Textbook of Pediatrics. 20ª ed, Elsevier Health Sciences 2015; Capítulo 47. P:307.

Kolahdouzan, K., Nazari, B., (2023), Strategies for the prevention of postperative chronic pain: Perioperative pain management after total joint replacement: a systematic review, Eurasian Journal of Chemical, Medicinal and Petroleum Research 2(2), 129-146

Kosti RI, Panagiotakos DB. A epidemia de obesidade em crianças e adolescentes no mundo. Revista Centro-Europeia de Saúde Pública 2006; 14(4):151.

Lobstein T, Frelut ML. "Prevalência de excesso de peso entre as crianças na Europa". Obes Rev 2003; 4: 195-200.

Ma Y-N, Chen T, Wang D, Liu M-M, He Q-C, Dong G-H. Prevalência de excesso de peso e obesidade entre crianças em idade pré-escolar de seis cidades do nordeste da China. Archives of Medical Research 2011; 42(7): 633-40.

Mehdinavaz Aghdam, A., Rousta, F., (2023), Investigating the Risk Factors of Hypoparathyroidism after Total Thyroidectomy, Eurasian Journal of Chemical, Medicinal and Petroleum Research 2(2), 147-158

Meiyappan N, Tamizharasi S, Senthilkumar K, Janardhanan K. Natural head position: Uma visão geral. Journal of Pharmacy & Bioallied Sciences 2015; 7(2): 424-7.

Mohtasham Amiri Z, Joafshani M, Bashari T, Kiaie M. Impacto do peso à nascença no peso e na obesidade em crianças em idade pré-escolar. Alborz Univ Med Sci J 2017; 6(2): 98-106.

Moradi, A., Abedini, N., (2022), Effect of Dministration of Tranexamic Acid in Total Knee Arthroplasty, Eurasian Journal of Chemical, Medicinal and Petroleum Research 1, 111-125

Morinis J, Maguire J, Khovratovich M, McCrindle BW, Parkin PC, Birken CS. Investigação sobre a obesidade pediátrica na primeira infância e no contexto dos cuidados primários: A rede de investigação TARGet Kids! Rede de investigação. Int J Environ Res Public Health 2012; 9(4): 1343-54.

Musaiger AO. Excesso de peso e obesidade na região mediterrânica oriental: prevalência e possíveis causas. Jornal da Obesidade 2011; 2011.

Ogden CL, Flegal KM, Carroll MD, Johnson CL. "Prevalência e tendências do excesso de peso entre crianças e adolescentes dos EUA, 1999-2000". JAMA 2002; 288: 1728-1732.

Prochaska JJ, Sallis JF, Long B. "A physical activity screening measure for use with adolescents in primary care". Arch Pediatr Adolesc Med 2001; 155: 554-559.

Rasmussen F, Johansson M, Hansen HO. "Trends in overweight and obesity among 18-year-old males in Sweden between 1971 and 1995" [Tendências do excesso de peso e obesidade entre homens de 18 anos na Suécia entre 1971 e 1995]. Ata Paediatr 1999; 88: 431-437.

Rivera JA, Barquera S, Campirano F, Campos I, Safdie M, Tovar V. "Epidemiological and nutritional transition in Mexico: rapid increase of non-communicable chronic diseases and obesity". Saúde Pública Nutr 2002; 5: 113-122.

Robinson JP, Godbey G. Time for Life: The Surprising Ways Americans Use Their Time. Penn State University Press: University Park, PA, 1997.

Robinson TN. "Reduzir o visionamento de televisão pelas crianças para prevenir a obesidade: um ensaio aleatório controlado". JAMA 1999; 282: 1561-1567.

Robinson TN. "Televisão e obesidade infantil". Pediatr Clin North Am 2001; 48: 1017-1025.

Sallis JF, Bauman A, "Pratt M. Environmental and policy interventions to promote physical activity". Am J Prev Med 1998; 15: 379-397.

Strauss RS, Pollack HA. "Aumento epidémico do excesso de peso na infância, 1986-1998". JAMA 2001; 286: 2845-2848.

Strauss RS. "Comparison of measured and self-reported weight and height in a cross-sectional sample of young adolescents" [Comparação de peso e altura medidos e auto-relatados numa amostra transversal de jovens adolescentes]. Int J Obes Relat Metab Disord 1999; 23: 904-908.

Taheri F, Kazemi T, Nezhad TA, Zade Gs. Prevalência de excesso de peso e obesidade em crianças de 2 a 5 anos e sua relação com a obesidade dos pais. J Birjand Univ Med Sci 2014, 21(3): 370-6.

Tremblay MS, Katzmarzyk PT, Willms JD. "Tendências temporais do excesso de peso e da obesidade no Canadá, 1981-1996". Int J Obes Relat Metab Disord 2002; 26: 538-543.

Departamento de Saúde e Serviços Humanos dos EUA. Physical Activity and Health (Atividade Física e Saúde): A Report of the Surgeon General. Department of Health and Human Services, Centers for Disease Control and Prevention, National Center for Chronic Disease Prevention and Health Promotion: Atlanta, GA, 1996.

Veugelers PJ, Fitzgerald AL. Prevalência e factores de risco para o excesso de peso e a obesidade na infância. CMAJ 2005; 173(6): 607-13.

OMS. A saúde dos jovens em contexto. Estudo sobre o comportamento de saúde das crianças em idade escolar (HBSC): relatório internacional do inquérito de 2001/2002. Organização Mundial de Saúde: Dinamarca, 2004.

Organização Mundial de Saúde. Obesidade: Preventing and Managing the Global Epidemic. Relatório de uma Consulta da OMS sobre Obesidade. OMS: Genebra, 1998.

Yasrebi, S., Baradaran Bagheri, R., (2022), Efeito da capacidade da enoxaparina para o sucesso e o resultado neonatal da fertilização in vitro, Eurasian Journal of Chemical, Medicinal and Petroleum Research 1(5), 140-152

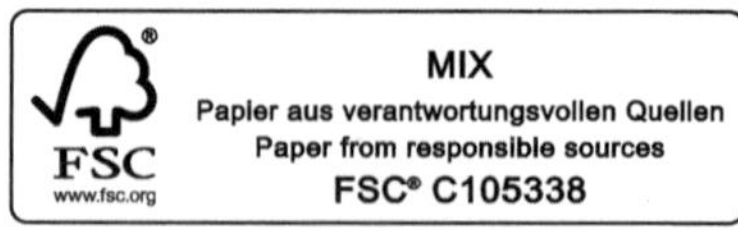

Printed by Books on Demand GmbH, Norderstedt / Germany